Aktiv gegen Herzinfarkt und Schlaganfall

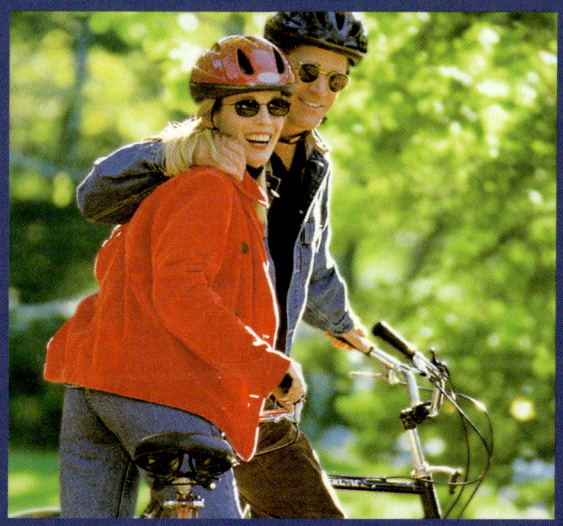

Gesünder leben und Spaß dabei haben

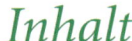
Inhalt

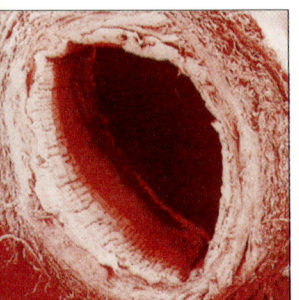

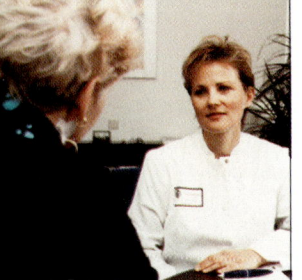

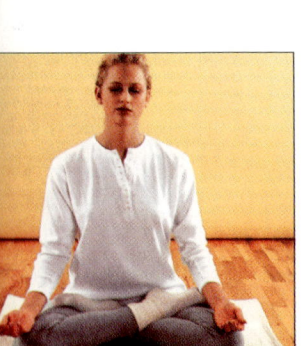

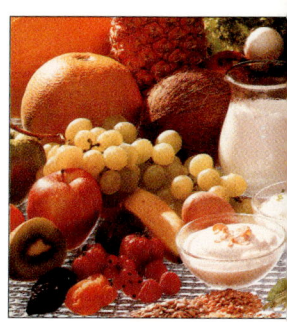

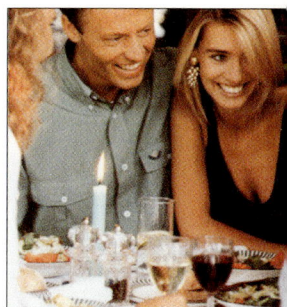

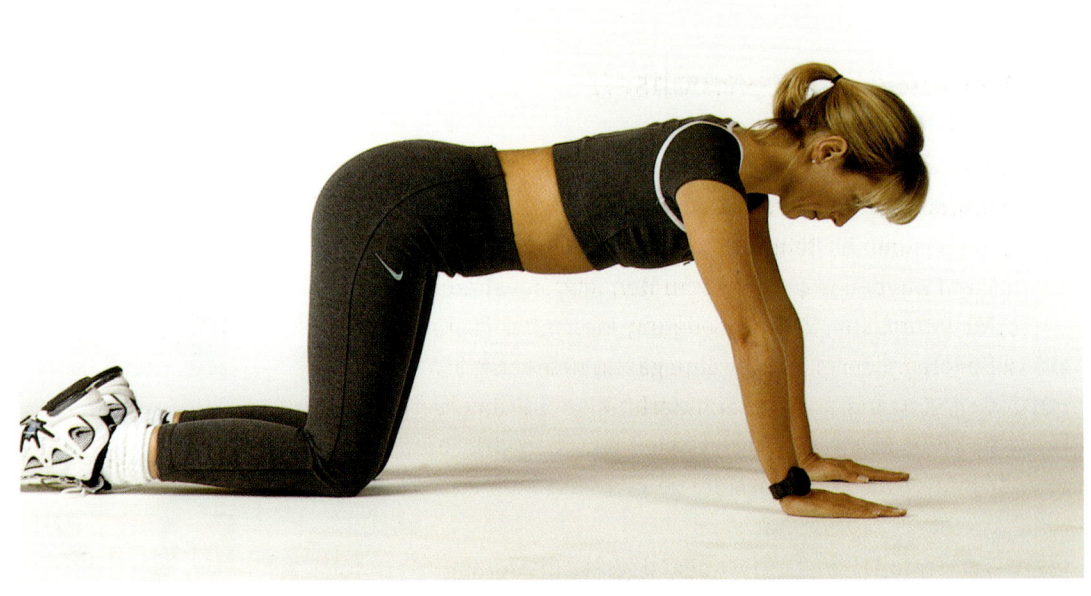

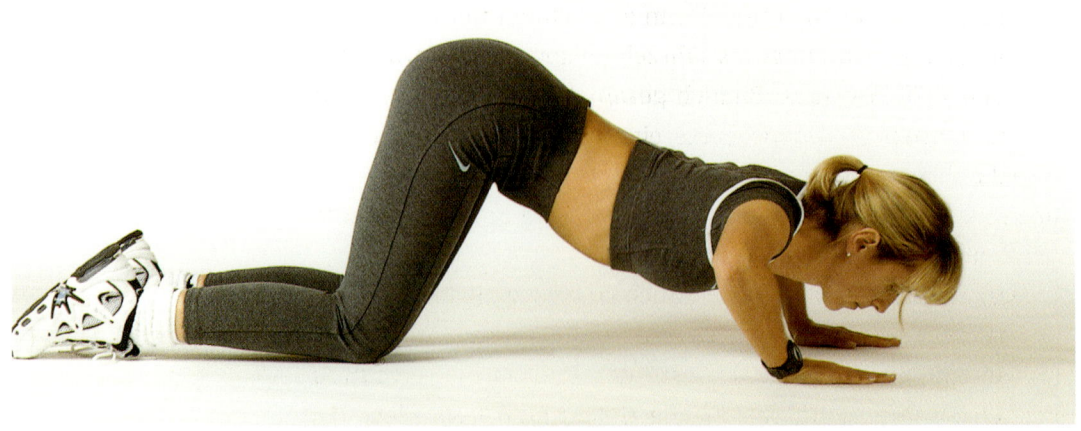

Einführung

Kollision oder Kurswechsel?

Herz-Kreislauf-Erkrankungen gehören nach wie vor zu den häufigsten Todesursachen in den Industrieländern, und Schlaganfälle sind die Hauptursache für Behinderungen. Die Möglichkeiten einer medizinischen Behandlung wurden in den letzten Jahrzehnten zwar erheblich verbessert, die Vorbeugung lässt aber immer noch zu wünschen übrig. Es gibt zwar eine ganze Reihe von Maßnahmen, mit denen Betroffene ihr Herzinfarktrisiko bekämpfen können. Doch die Umsetzung scheint für viele Menschen eine unüberwindliche Hürde darzustellen – solange das Herz keinen ernsthaften Warnschuss abgegeben hat.

Dieser letzte Warnschuss aber, der akute Herzinfarkt, endet häufig tödlich, noch bevor die Patienten die rettende Notaufnahme erreicht haben. Deshalb ist es wichtig, das drohende Risiko rechtzeitig zu erkennen und ihm entgegenzuwirken. Mit diesem Buch wollen wir Ihnen dabei helfen, die eigene Gefährdung besser einzuschätzen und geeignete Gegenmaßnahmen zu treffen.

Dabei verfügen Sie gegenüber der drohenden Erkrankung über einen entscheidenden Vorteil. Denn dem akuten Herzinfarkt oder Schlaganfall gehen jahre- bis jahrzehntelange Veränderungen in den Blutgefäßen voraus. Bildlich gesprochen handelt es sich um die unübersehbare Doppelspitze eines Eisbergs, dessen größter Anteil unbemerkt unter der Wasseroberfläche treibt. Mit der richtigen „Ausrüstung" aber lässt sich der Eisberg orten, lange bevor die Kollision mit der Spitze stattfindet.

Deshalb haben wir in diesem Buch eine ganze Reihe von Frühsymptomen zusammengetragen, die Sie auf die drohende Gefahr hinweisen. Mit dem „Risiko-Test" der Deutschen Herzstiftung können Sie Ihre ganz persönliche Gefährdung feststellen. Und

Herz-Kreislauf-Erkrankungen häufigste Todesursachen – Schlaganfälle Hauptursache für Behinderungen.

Feststellung der persönlichen Gefährdung durch „Risiko-Test" der Deutschen Herzstiftung.

Experten-Tipps, damit Sie die ersten Warnsignale wahrnehmen und Ihren Lebensstil ändern.

eine Reihe von Experten-Tipps aus der langjährigen Erfahrung internistischer Medizin zeigen Ihnen, wie Sie die ersten Warnsignale Ihres Körpers besser wahrnehmen.

Nachdem Sie den Eisberg erfolgreich geortet haben, liegt es an Ihnen, ob Sie den Kurs beibehalten und eine Kollision riskieren wollen oder ob Sie Ihr Schiff auf einen neuen Kurs bringen. Den neuen Kurs erreichen Sie, indem Sie Ihre Lebensgewohnheiten ändern. Das mag für viele eine unangenehme Vorstellung sein; der Mensch ist ein „Gewohnheitstier", und Veränderungen brauchen Energie und Wille.

Gesundheit und Lebensfreude ohne verbissene Enthaltsamkeit und Selbstkasteiung.

Wir möchten Ihnen in diesem Buch zeigen, dass ein gesünderer Lebensstil nicht gleichbedeutend ist mit verbissener Enthaltsamkeit und Selbstkasteiung. Gesundheitsbewusstes Leben und Genuss im Sinne wohlschmeckender, heutiger Ernährung schließen sich keineswegs aus, sondern tragen insgesamt zu unserem Wohlbefinden bei. Qualvoll errungene Gesundheit – das wäre in diesem Fall ein Widerspruch in sich, und wer quält sich schon gerne heute, um einem morgen oder übermorgen drohenden Risiko aus dem Weg zu gehen?

Wir werden Ihnen also auch zeigen, dass Sie mit Freude und Genuss ebenfalls ans Ziel gelangen. Ausgehend von Herz und Hirn beleuchten wir das Umfeld der Erkrankung. Unsere Fitnesstipps helfen Ihnen, mit der für Sie geeigneten Sportart die körperliche Leistungsfähigkeit zu steigern.

Für Ihr geistiges Wohlbefinden sorgen Entspannungstechniken und Motivationshilfen. Und der Ernährungsratgeber bietet Ihnen die Möglichkeit, Gesundheit und Geschmack gleichzeitig auf den Speiseplan zu bringen.

Herzinfarkt und Schlaganfall bei Frauen bisher unterschätzt.

Herz-Kreislauf-Erkrankungen und Schlaganfall gelten zu Unrecht immer noch als typische „Männerkrankheiten". Dabei sterben in Europa und den USA mehr Frauen an den Folgen dieser Erkrankungen als durch Krebs, Unfälle und Zuckerkrankheit zusammen. Um die unterschätzte Gefahr bewusster zu machen, befassen wir

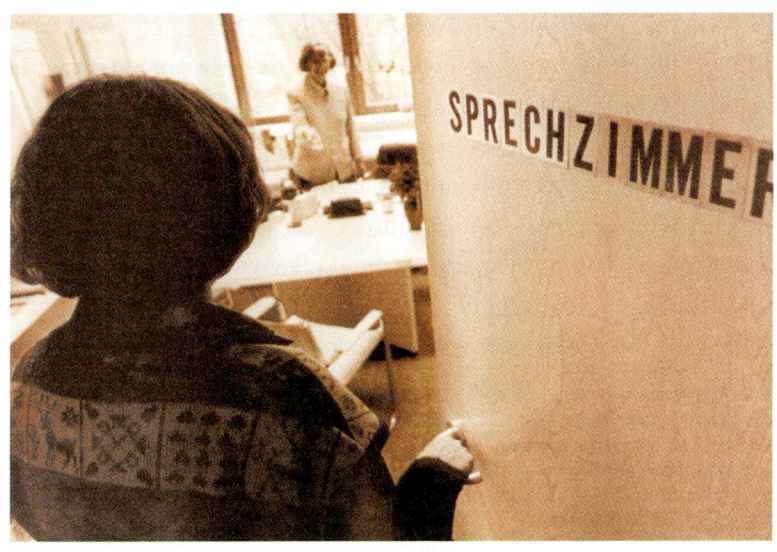

Jede Frau – vor allem nach den Wechseljahren – sollte über ihre Risiko-situation mit ihrem Arzt sprechen. Ob nach den Wechseljahren eine Hormontherapie zur Vorbeugung gegen Herz-infarkt sinnvoll ist, lässt sich beim jetzigen Stand der Forschung noch nicht endgültig beantworten.

uns in einem eigenen Abschnitt (siehe Seite 37 ff.) mit den Be-sonderheiten der Gefäßkrankheiten bei Frauen. Die Gesundheits-tipps in den Kapiteln zur körperlichen und geistigen Fitness und zur Ernährung gelten aber grundsätzlich für Gefährdete beiderlei Geschlechts.

Es gibt eine ganze Reihe von Ansatzpunkten, wie Sie Wohl-befinden und Gesundheit steigern können. Unser erster Tipp lau-tet daher: Nehmen Sie sich nicht zu viel auf einmal vor. Wenn Sie bei der Lektüre dieses Ratgebers das Gefühl bekommen, Sie müss-ten ab morgen auf jede Zigarette und jedes Glas Bier verzichten, täglich eine Stunde joggen, Stress abbauen und sich dabei nur noch von Gemüse ernähren, dann führen Sie sich noch einmal das Bild von dem Eisberg vor Augen. Betrachten Sie Ihre Gesundheit als einen Ozeandampfer, bei dem Sie das Ruder in den Händen halten. Wenn Sie Ihr Schiff vor der Kollision bewahren möchten, müssen Sie den Kurs ändern. Aber ein großes Schiff fährt keine scharfen Kurven. Es ändert den Kurs ganz allmählich, Grad für Grad.

Der Weg der kleinen Schritte.

Klare und erreichbare
Ziele setzen und in
kleinen, aber konsequen-
ten Schritten angehen.

Setzen Sie Ihre Ziele also nicht unerreichbar hoch, das führt nur zu Entmutigung und Unzufriedenheit. Gehen Sie in kleinen, aber konsequenten Schritten vor. Und seien Sie stolz auf jeden Erfolg, statt sich Vorwürfe wegen des noch nicht Erreichten zu machen. Dann werden Sie schon bald den Kopf drehen und den Blick über die Schulter werfen können, um den Eisberg in Ihrem Rücken langsam am Horizont entschwinden zu sehen.

Nicht immer ist es möglich, in unserer Darstellung fachsprachliche Begriffe zu umgehen. Da diese meist medizinischen Laien nicht vertraut sind, haben wir solche Fachbegriffe im Glossar des Serviceteils eingehend erläutert und erklärt.

Wir laden Sie ein zur eifrigen Lektüre, zum entschlossenen Handeln und wünschen allen, die sich auf den Weg machen mit geändertem Kurs, viel Erfolg, damit Schritt für Schritt das angestrebte Ziel erreicht wird.

Prof. Dr. med. Helmut Wollschläger   *Jörg Ruch*

Wenn das Blut stockt

Auf den ersten Blick mag es medizinischen Laien merkwürdig erscheinen, dass die Themen Herzinfarkt und Schlaganfall gemeinsam dargestellt werden. Herz und Hirn befinden sich an verschiedenen Stellen im Körper, das Herz ist ein Muskel, während das Gehirn im Wesentlichen ein Nervengeflecht darstellt. Beide Organe haben aber eine grundlegende Gemeinsamkeit: Sie sind in ihrer Funktion von einer ausreichenden Durchblutung und Sauerstoffversorgung abhängig.

Weshalb Herzinfarkt und Schlaganfall gemeinsam dargestellt werden.

Das Herz verbraucht normalerweise etwa 10 bis 20 Prozent des durch die Atmung aufgenommenen Sauerstoffs, obwohl es nur 0,5 Prozent des Körpergewichts ausmacht. Schon im Ruhezustand wird der dem Herzen im Blut angebotene Sauerstoff fast vollständig genutzt. Im Gegensatz zu anderen Organen hat das Herz also nicht Möglichkeit, im Bedarfsfall die Ausnutzung des angebotenen Sauerstoffs zu steigern. Wenn Sie sich körperlich belasten und dadurch der Sauerstoffbedarf des Herzens ansteigt, ist der Herzmuskel auf eine gesteigerte Blutversorgung angewiesen. Für die Blutversorgung des Herzens sind die „Koronararterien" oder Herzkranzadern zuständig. Gesunde Koronararterien sind in der Lage, die Durchblutung bei Bedarf auf das Vier- bis Fünffache der Ruhewerte zu erhöhen. Sind sie dagegen durch einen Verschluss oder eine Verengung nicht in der Lage, mehr Blut zum Herzmuskel zu transportieren, gerät das Herz in einen gefährlichen Sauerstoffmangel.

Auch das Gehirn reagiert äußerst empfindlich auf mangelhafte Durchblutung. Während andere Organsysteme eine Mangeldurchblutung über einen gewissen Zeitraum tolerieren und die entstehenden Schäden anschließend wieder reparieren können, setzt unter den Gehirnzellen schon nach wenigen Minuten ein irreparables Massensterben ein.

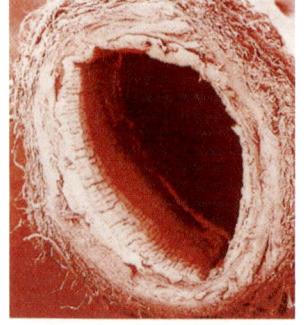

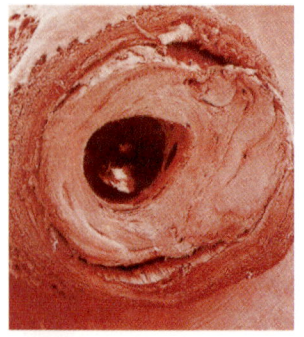

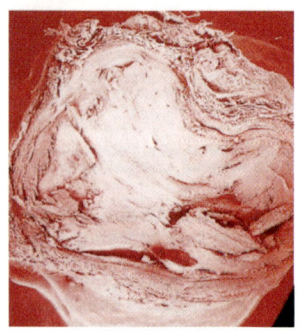

Das obere Bild zeigt im Querschnitt ein gesundes Blutgefäß, das mittlere eine zu Dreivierteln durch Cholesterinablagerungen verengte Arterie und das untere Bild ein durch ein Blutgerinnsel verstopftes Blutgefäß.

Wir haben uns in den folgenden Kapiteln bemüht, eine allgemein verständliche Einführung in die Hintergründe der Herz-Kreislauf-Erkrankungen zu geben. Auch wenn Sie sich zunächst nicht so sehr für die medizinischen Aspekte dieser Krankheiten interessieren, könnte doch ein Einblick in die Ursachen Ihre Motivation steigern, etwas zu Ihrer persönlichen Risikoverminderung beizutragen. Und es versetzt Sie in die Lage, im Gespräch mit Ihrem behandelnden Arzt als gleichwertiger Partner im Kampf um die Gesundheit aufzutreten.

Eine Voraussetzung für ein gesünderes Leben ist das aber nicht. Wenn Sie weniger Interesse an den Hintergründen haben und sich vornehmlich mit praktischen Hinweisen zur Gesundheitsförderung auseinandersetzen wollen, überfliegen Sie einfach die folgenden Kapitel. Zwei Dinge sollten Sie aber unbedingt zur Kenntnis nehmen: die Zusammenfassung der Risikofaktoren im Abschnitt „Die wesentlichen Ursachen" (Seite 15 ff.) und die Hinweise auf eine drohende Gesundheitsgefahr im Abschnitt „Warnsignale" (Seite 32 ff.). Sie vermitteln Ihnen ein Bild davon, wie sehr Sie selbst von einer Herz-Kreislauf-Erkrankung bedroht sind und ob Ihr Körper eventuell schon Hinweise auf einen bevorstehenden Herzinfarkt oder Schlaganfall aussendet. Denn gerade für Herz-Kreislauf-Erkrankungen gelten die folgenden Regeln:

1. Vorbeugen ist besser als Nachsorgen.
2. Je früher die Behandlung einsetzt, desto größer sind die Erfolgsaussichten.

Herzinfarkt und Schlaganfall aus medizinischer Sicht

Herz-Kreislauf-Erkrankungen sind die bei weitem häufigste Todesursache in den Industrieländern. Mehr als eine halbe Million Menschen erleiden jährlich in Deutschland einen Herzinfarkt oder einen

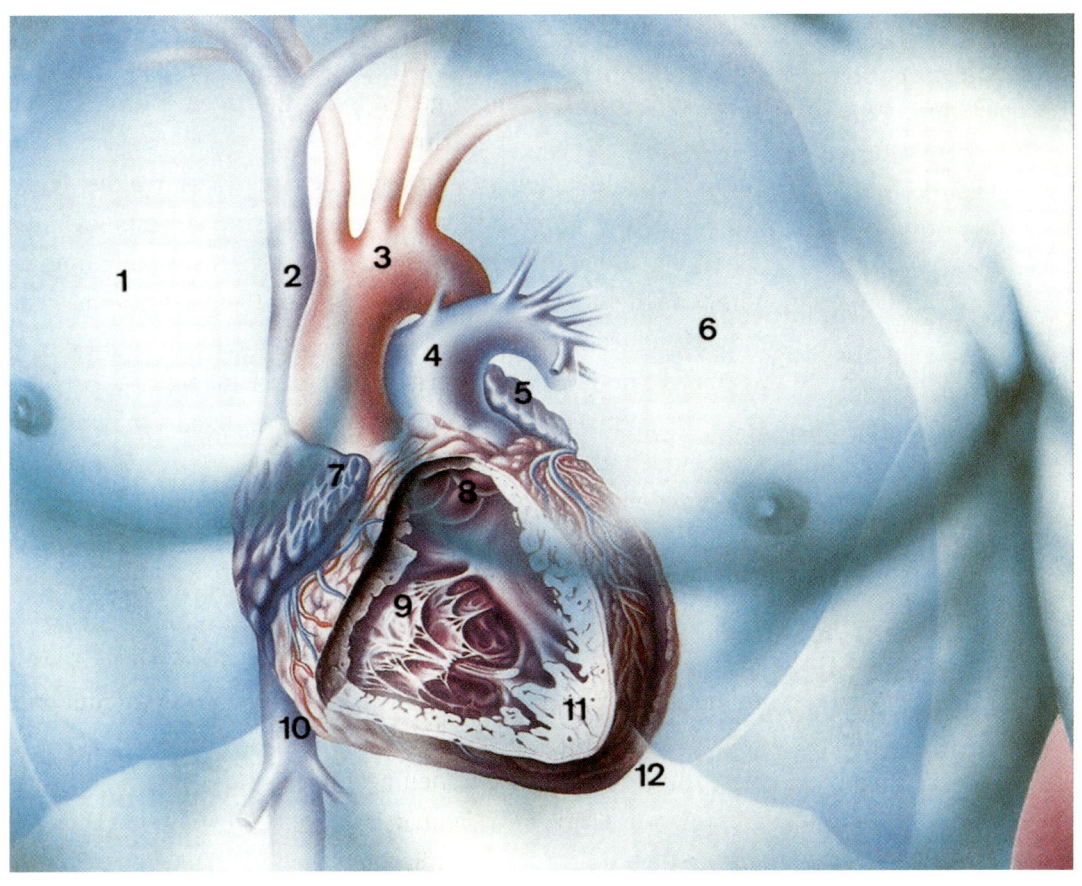

Das Herz, Lage und Aufbau im Längsschnitt

1	Rechter Lungenflügel	7	Rechtes Herzohr
2	Obere Hohlvene	8	Herzklappen
3	Aortenbogen	9	Inneres der rechten Herzklappe
4	Stamm der Lungenschlagader	10	Untere Hohlvene
5	Linkes Herzohr	11	Muskelgewebe
6	Linker Lungenflügel	12	Herzspitze

Schlaganfall. Trotz aller Bemühungen um Vorsorge und Therapie sind sie zusammen mit den anderen Herz-Kreislauf-Erkrankungen die Ursache für mehr als die Hälfte aller Todesfälle bei uns. Während Krankheiten wie Tuberkulose oder Lungenentzündung im

Permanente Spitzenreiter in den Todesstatistiken: Herz-Kreislauf-Erkrankungen.

Lauf des letzten Jahrhunderts ihre Bedeutung in der westlichen Welt verloren haben, sind die Herz-Kreislauf-Erkrankungen ununterbrochener Spitzenreiter der Todesstatistiken – und das mit deutlichem Abstand.

Mit zunehmendem Alter steigt auch die Gefahr eines Herzinfarkts, wobei Männer häufiger betroffen sind als Frauen. Diese wiederum erleiden deutlich häufiger einen Schlaganfall. Etwa 80 000 Betroffene sterben jährlich an den Folgen eines Herzinfarktes, die Hälfte davon in der ersten Stunde nach Auftreten der Symptome und noch bevor sie die Notaufnahme im Krankenhaus erreicht haben. Deshalb ist es besonders wichtig, die Warnzeichen zu erkennen und entsprechend zu reagieren.

Wie ein gesundes Herz beschaffen ist und was zu seiner Versorgung erforderlich ist.

Um zu verstehen, was bei einem akuten Herzinfarkt passiert, betrachten wir zunächst das gesunde Herz. Es ist ein kegelförmiger Hohlmuskel in der Mitte des Brustkorbs, dessen Spitze nach links zeigt. Durch Zusammenziehen und Ausdehnen hält dieser Muskel den Blutkreislauf in Bewegung, pumpt ohne Pause etwa 60- bis 80-mal in der Minute Blut in die Arterien. An jedem 24-Stunden-Arbeitstag bedeutet das für unser Herz etwa 100 000 Schläge. Um diese unglaubliche Arbeitsleistung zu bewältigen, muss der Herzmuskel selbst mit ausreichend Blut versorgt werden. Dies geschieht über die „Koronararterien" oder Herzkranzadern:

Sie umspannen mit ihren vielfachen Verzweigungen den Herzmuskel wie ein Netz und sorgen dafür, dass Sauerstoff und Nährstoffe in sämtliche Gebiete des Muskels transportiert werden können. Dabei ist jeder größere Koronararterienast für die Versorgung eines bestimmten Areals zuständig. Es gibt zwar Verbindungen zwischen den einzelnen Arterienästen, so genannte „Kollateralen", aber diese sind im Allgemeinen nicht ausreichend, um beim Verschluss eines Arterienastes die Versorgung des Herzmuskels aufrechtzuerhalten. Wird ein solcher Arterienast stark verengt oder gar verstopft, so gelangt auch in das dahinter liegende Gebiet des Herzmuskels kein Sauerstoff mehr.

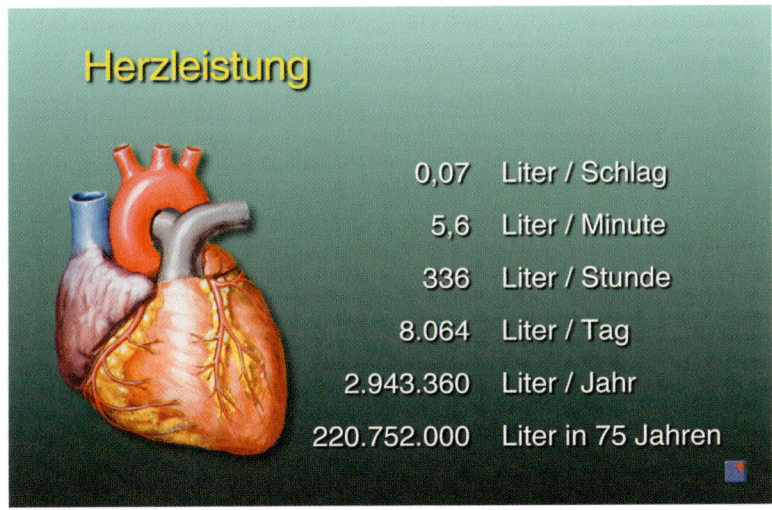

Herzleistung

0,07	Liter / Schlag
5,6	Liter / Minute
336	Liter / Stunde
8.064	Liter / Tag
2.943.360	Liter / Jahr
220.752.000	Liter in 75 Jahren

Die Leistung des Herzens im durchschnittlichen Lebensalters eines Menschen.

Die Herzmuskelzellen in dem betroffenen Areal sterben infolge des Sauerstoffmangels ab, der Betroffene erleidet einen Herzinfarkt. Im Lauf der folgenden Wochen und Monate werden die abgestorbenen Muskelzellen durch Narbengewebe ersetzt. Da das Narbengewebe an den mechanischen Aktionen des Herzmuskels nicht teilnimmt, erschwert es die Pumparbeit des Herzens. Dies wird umso bedeutender, je größer die entstandene Narbe ist.

Begleitet wird der akute Herzinfarkt meist von einer Reihe von Symptomen: Mehr als 60 Prozent der Betroffenen verspüren einen plötzlichen, heftigen und anhaltenden Schmerz oder ein Engegefühl in der Brust. Das Engegefühl wird subjektiv sehr unterschiedlich erlebt: Wie ein Schraubstock, der den Brustkorb zusammenpresst, wie ein Gewicht, das auf die Brust drückt, oder ein Seil, das den Brustraum zusammenschnürt.

Wie sich akute Herzbeschwerden ankündigen.

Die Beschwerden können unter Umständen in den linken Arm, die Schultergegend, den Hals oder Kiefer oder den oberen Bauch ausstrahlen. Zusätzlich treten häufig Atemnot, Todesangst, Hautblässe, Schwäche, Schwindelgefühle und kalter Schweiß auf. Gelegentlich kann es, besonders bei Hinterwandinfarkten, zu Übelkeit,

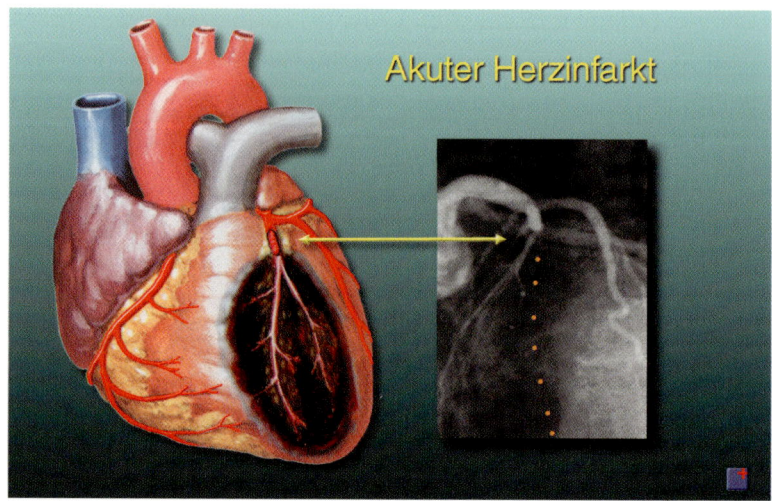

Herz mit verstopfter Kranzarterie und gekennzeichnetem Infarktareal.

Erbrechen oder Stuhlabgang kommen. Aber Vorsicht: Nicht jeder Infarkt wird von den Betroffenen auch tatsächlich als solcher registriert. Bis zu 20 Prozent aller Herzinfarkte verlaufen „stumm", sie verursachen weder Beschwerden noch Begleitsymptome.

Akute Herzinfarkte können mit einer Reihe von Komplikationen behaftet sein. Je nach Größe des Herzinfarkts tritt eine mehr oder weniger starke Einschränkung der Pumpleistung auf, die als Linksherzinsuffizienz bezeichnet wird. Das Blut staut sich dabei in der Lunge an, was zu Atemnot und Wassereinlagerung in der Lunge führt. Fast alle Herzinfarkte werden von Herzrhythmusstörungen begleitet, die den Herzschlag verlangsamen, beschleunigen oder unregelmäßig werden lassen. Diese Rhythmusstörungen beeinträchtigen die Pumpleistung des Herzens zusätzlich und können einen so genannten Rhythmustod verursachen. Besonders schwere Infarktschäden am Herzen können bis zum so genannten kardiogenen Schock führen, bei dem der Blutdruck dramatisch abfällt und die Durchblutung der lebenswichtigen

UNSER TIPP

Ein großer Teil der Patienten wartet zu lange, bis sie einen Arzt zu Hilfe holen. Dadurch geht wertvolle Zeit für eine frühzeitige Therapie verloren und die Gefahr, an den Folgen des Infarkts zu sterben, steigt deutlich an. Rufen Sie deshalb in jedem Fall einen Arzt, wenn die genannten Beschwerden auftreten. Dies gilt auch und besonders dann, wenn Sie zuvor nicht an einer Herzkrankheit gelitten haben. Jede Minute ohne ärztliche Hilfe ist nach einem Herzinfarkt eine Minute in Lebensgefahr.

Organe, besonders Gehirn und Nieren, zurückgeht. Die Entwicklung von Thromben, kleinen Blutgerinnseln im Kreislauf, und Embolien sind nicht selten Folgen eines Herzinfarkts.

Ebenso wie der Herzinfarkt wird auch der Schlaganfall meist durch die Verengung oder den Verschluss einer Arterie ausgelöst, in diesem Fall häufig eine Verzweigung der Halsschlagader, die für die Blutversorgung des Gehirns zuständig ist. Und genau wie beim Herzinfarkt führt auch hier die Unterbrechung der Blutzufuhr zum Absterben der Zellen in dem entsprechenden Gebiet. Je nach betroffenem Arterienast treten dabei Lähmungen oder Empfindungsstörungen auf einer Körperseite, Seh- und Sprachstörungen, Schwindelgefühle, Ohrensausen, Hörstörungen und Kopfschmerzen auf.

Auslösung eines Schlaganfalls.

Die wesentlichen Ursachen

Den meisten Herzinfarkten und Schlaganfällen gehen jahrelange krankhafte Veränderungen an den Innenwänden der Blutgefäße voraus. Betroffen sind dabei nicht nur die Arterien, die Herz und Gehirn versorgen, aber bei ihnen haben die entstehenden Verengungen und die daraus entstehende Mangeldurchblutung die dramatischsten Folgen. Bei der Entstehung der Arteriosklerose oder Gefäßverkalkung kommt dem Cholesterin eine entscheidende Rolle zu. Mit den unterschiedlichen Cholesterinformen werden wir uns im folgenden Abschnitt noch beschäftigen, hier geht es zunächst um die Folgen, die eine Ablagerung von Cholesterin in den Wänden unserer Adern mit sich bringt.

Cholesterin genießt zu Unrecht einen schlechten Ruf im Bewusstsein der Öffentlichkeit, denn Cholesterin ist ein unverzichtbarer Baustoff für Körperzellen und Hormone. Für die Verursachung von Herz-Kreislauf-Erkrankungen spielt nur eine bestimmte „Cholesterinform", das so genannte LDL-Cholesterin, eine sehr gefährliche Rolle. Mit den Unterschieden zwischen LDL- und HDL-

Das „gute" und das „schlechte" Cholesterin.

Das „schlechte" oder LDL-Cholesterin und seine extrem schädlichen Auswirkungen auf die Blutgefäße.

Cholesterin befassen wir uns im nächsten Abschnitt noch etwas genauer, hier genügt die vereinfachte Feststellung, dass LDL-Cholesterin extrem schädliche Auswirkungen auf die Adern hat. Dieses LDL-Cholesterin wird im Blutstrom transportiert und hat dabei die Fähigkeit, durch kleine Spalten zwischen den Zellen in die Wand der Arterien einzudringen. Dort angelangt, setzt das LDL-Cholesterin eine Kettenreaktion in Gang: Bestimmte Immunzellen, die Makrophagen oder Fresszellen, werden angelockt, verlassen den Blutstrom und wandern in die Innenwand der Gefäße ein, wo sie beginnen, die LDL-Fette zu „fressen" und dabei eine Reihe von Botenstoffen an die Umgebung abzugeben. Durch diese Botenstoffe werden Muskelzellen dazu angeregt, in das betroffene Gebiet hineinzuwachsen und weitere schädliche Stoffe abzusondern. Die entstehenden „Fettstreifen" in den Gefäßwänden lassen sich bereits im Kindesalter in der Aorta, der Hauptschlagader, beobachten und verbreiten sich im Lauf der Zeit über die größeren Arterien bis in Halsschlagadern und Herzkranzgefäße. Während die Fettstreifen in geringem Ausmaß praktisch bei allen Menschen zu finden sind, fallen Patienten mit einem hohen Risiko für Herz-Kreislauf-Erkrankungen durch eine große Anzahl dieser Fettstreifen auf.

Plaques und die Gefahren, die von diesen Ablagerungen ausgehen.

Diese Ablagerungen, die von den Medizinern als „Plaques" bezeichnet werden, sind nach einem bestimmten Muster aufgebaut: Die Basis wird von einem weichen, fettreichen Gemisch aus Zellen des Immunsystems, Muskelzellen und einer hohen Konzentration von Stoffen gebildet, die eine permanente Entzündungsreaktion ablaufen lassen. Über dieses zahnpastaähnliche Gemisch spannt sich eine Deckplatte, die fester ist und die meiste Zeit verhindert, dass das Blut mit der „Zahnpasta" in Verbindung kommt. Sie wirkt wie die Teflonbeschichtung in einer Bratpfanne, die verhindert, dass das Spiegelei – oder in diesem Fall das Blut – anbackt. Durch den hohen Druck, mit dem das Herz Blut durch die Arterien pumpt, sind diese Deckplatten aber einer enormen mechanischen Belastung ausgesetzt. Gleichzeitig wird die Deckplatte durch eine Reihe von Stoffen angegriffen, die in der „Zahnpasta-schicht" gebildet werden. Diese gefährliche Situation kann lange Zeit bestehen, ohne dass der Betroffene irgendwelche Bescherden hat – häufig wird nicht einmal bei einer Katheteruntersuchung er-kannt, in welch kritischem Zustand sich die Arterien schon befin-den. Bei einem Herzinfarkt geschieht dann alles blitzschnell: Die angegriffene Deckplatte reißt an einer Seite ein, und das Blut kommt mit der „Zahnpastaschicht" in Berührung. Und dem Blut ergeht es nicht anders als dem Frühstücksei, wenn die Teflonschicht an einer Stelle abgeplatzt ist. Es wird an genau dieser Stelle ver-klumpen und festbacken. Beim Blut ergeht an die Thrombozyten, die „Blutplättchen", schlagartig der Befehl, die entstandene Wun-de zu verschließen. Sie verkleben sich an der betroffenen Stelle zu Zellklumpen und verstopfen dabei die Ader. Die Durchblutung stockt und ist zu gering, um die dahinter liegenden Herzmuskel-zellen ausreichend mit Sauerstoff zu versorgen. Wird nicht inner-halb kürzester Zeit das entstandene Blutgerinnsel aufge-löst, sterben die Herzmuskelzellen ab und sind für immer verloren – der akute Herzinfarkt.

Normalerweise verfügt unser Körper über ein fein aus-tariertes Gleichgewicht zwischen Blutgerinnselbildung und Gerinnselhemmung oder Abbau. Dadurch lassen sich Wun-den verschließen, ohne durch eine ungebremste Gerinnsel-bildung eine Ader vollständig zu verstopfen. Wenn aber dieses Gleichgewicht, beispielsweise durch eine besonders aktive Gerinnung oder durch eine aufreißende Plaque, zu-gunsten der Gerinnselbildung verschoben wird, kann das für Herz und Gehirn tragische Folgen haben. Bildet sich ein großes Blutgerinnsel an der geschädigten Gefäßwand, so kann dadurch entweder die Durchblutung direkt unterbrochen werden oder das Blutgerinnsel wird vom Blutstrom „mitgerissen" und bleibt in der immer enger werdenden Arterie irgendwann hängen. Die Folgen sind in beiden Fällen dieselben: Die Arterie ist

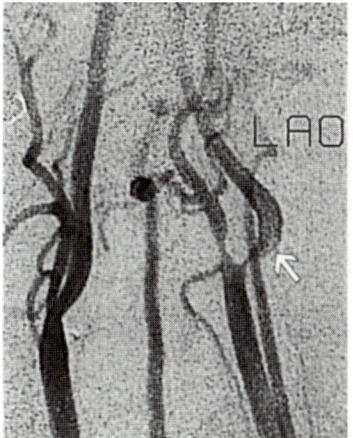

Der Pfeil verweist auf eine starke Verengung der Halsschlagader, die zu einem Schlaganfall führen kann.

Gefährliche Situation, ohne dass der Betroffene irgendwelche Beschwer-den hat.

Ohne ausreichende Sauerstoffversorgung versagen unsere Organsysteme.

nicht mehr in der Lage, die ihr anvertrauten Organbereiche mit Sauerstoff zu versorgen, und der Patient erleidet – wenn das Herz oder das Gehirn von dem Verschluss betroffen sind – einen Herzinfarkt oder einen Schlaganfall.

Diese sehr plötzliche und schnelle Veränderung bereitet den Medizinern den größten Kummer. Und sie hat für die Betroffenen die gefährlichsten Auswirkungen. Verengt sich über Jahre der Durchmesser eine Arterie, so kann das Herz darauf reagieren und der Erkrankte kennt die Warnzeichen, die mit einer Überlastung einhergehen. Bei dem dramatischen Geschehen, das dem Einreißen von Plaques folgt, kann das Herz aber weder durch eine „Umleitung" im Blutversorgungssystem noch mit einer Schonung ausreichend reagieren. Der Herzmuskel – und damit der betroffene Mensch – schwebt in höchster Lebensgefahr. Tückischerweise können diese Plaquerisse ohne jede Vorwarnung auftreten. Bestehende Plaques sind selbst mit modernen Untersuchungsmethoden, wie Belastungs-EKG oder Herzkatheteruntersuchungen, häufig nicht nachweisbar.

Plötzlich wie aus heiterem Himmel: Es kommt auf jede Minute an – Wissenswertes über Notfallmedizin.

Gerade beim akuten Herzinfarkt ist es deshalb besonders wichtig, die nötige Behandlung möglichst rasch einzuleiten. Dabei gibt es unterschiedliche Methoden, die verschlossene Ader wieder durchgängig zu machen. Man unterscheidet mechanische Methoden wie die Ballondilatation oder Ablation durch medikamentöse Methoden wie die Lyse, wodurch das Gerinnsel aufgelöst wird. Bei der „Ballondilatation" beispielsweise wird ein sehr feiner Schlauch an die verschlossene Stelle geführt, der an der Spitze mit einer aufblasbaren Manschette versehen ist. Durch das Aufblasen der Manschette, des „Ballons", wird das Blutgerinnsel aufgedrückt. Bei der medikamentösen Lyse werden bestimmte Enzyme, wie z. B. Streptokinase, an die verschlossene Gefäßstelle geschwemmt. Das geschieht entweder über eine Infusion oder mit Hilfe eines Herzkatheters, durch den die Enzyme sehr gezielt an die betroffene Stelle gebracht werden können. Dort sorgen sie dafür, dass das verstopfende Gerinnsel abgebaut wird und somit das Blut wieder ungehindert durch das Gefäß fließen kann.

Ganz entscheidend für die Erfolgsaussichten bei der Herzinfarkttherapie ist aber das rasche Einsetzen der entsprechenden Maßnahmen. Bei einer rasch einsetzenden Lysetherapie können 60 bis 80 Prozent der Gefäßverschlüsse wieder durchgängig gemacht werden. Und „rasch einsetzend" ist hier wirklich wörtlich zu nehmen: Den größten Erfolg erzielt man dann, wenn die Therapie innerhalb einer Stunde nach Auftreten des Infarkts eingeleitet wird. Bereits nach 6 Stunden bestehen nur noch geringe Hoffnungen, die betroffenen Herzmuskelzellen zu retten. Dies ist ein weiterer guter Grund dafür, bei jedem Herzinfarktverdacht unverzüglich medizinische Hilfe anzufordern. Auch wenn es gerade Wochenende ist und Sie Angst haben, den Notarzt umsonst zu benachrichtigen, sollten Sie sich klarmachen, dass es unter Umständen um Ihr Leben geht. Und jede Minute ohne ärztliche Hilfe erhöht Ihr Risiko, an einem Infarkt zu versterben oder bleibende gesundheitliche Schäden davonzutragen. Deshalb gilt:

Erfolgsaussichten für eine Herzinfarkttherapie.

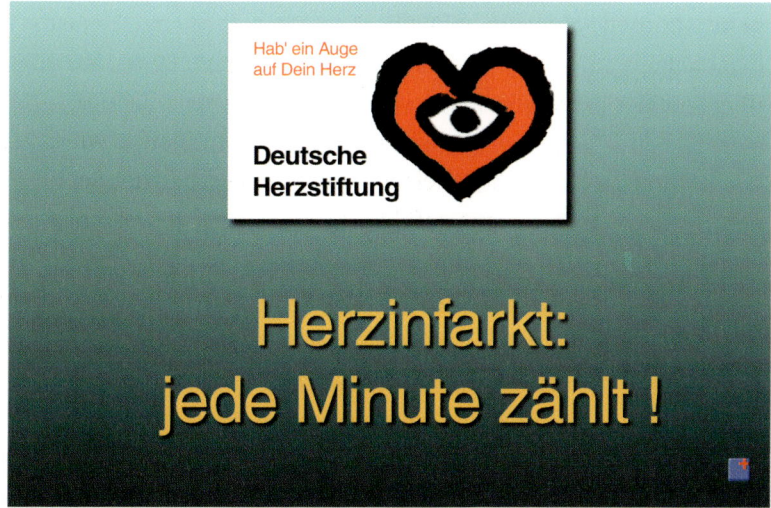

Bei Herzinfarkt unverzüglich medizinische Hilfe anfordern!

Wen es treffen kann

Ursachen und Risiko-
faktoren kennen und
analysieren – die eigene
Situation realistisch
einschätzen und vor
allem bei ungünstiger
Prognose den Kopf
nicht hängen lassen.

Die Entstehung von Herz-Kreislauf-Erkrankungen wird durch verschiedene Risikofaktoren beeinflusst. Man unterscheidet dabei
die nicht beeinflussbaren Risikofaktoren wie Alter, Geschlecht
und Vererbung von denen, die man durch einen entsprechenden
Lebenswandel oder durch Therapie beeinflussen kann: Dazu zählen das Rauchen, erhöhter Blutdruck (Hypertonus) und erhöhte
Cholesterinwerte (Hypercholesterinämie), körperliche Inaktivität,
Übergewicht, erhöhte Blutzuckerwerte (Diabetes) und Harnsäurewerte (Hyperurikämie) und Stress. Ein einziger vorhandener Risikofaktor erhöht bereits die Gefahr, eine Herz-Kreislauf-Erkrankung zu entwickeln. Treten mehrere Faktoren kombiniert auf, was
sehr häufig der Fall ist, erhöht sich dementsprechend auch das
Erkrankungsrisiko.

Um eine unbequeme Wahrheit kommen wir nicht herum: Wenn
Sie einen der unbeeinflussbaren Risikofaktoren aufweisen, werden
Sie selbst bei Ausschluss aller anderen Gefährdungen Ihr persönliches Erkrankungsrisiko nicht auf das Niveau der Durchschnitts-
bevölkerung reduzieren können. Das mag sich zunächst entmuti-
gend anhören, aber wir denken, Sie sollten Ihre Lage realistisch
einschätzen können. „Realistisch einschätzen" bedeutet allerdings nicht, dass Sie frustriert von Ihrem Vorhaben, die eigene Gesundheit und Lebenserwartung zu verbessern, wieder ablassen.
Denn durch jeden zusätzlichen beeinflussbaren Risikofaktor, den
Sie im Rahmen Ihres Gesundheitsprogramms ausschalten, erhöhen Sie sehr wohl Ihre persönliche Lebenserwartung und nicht zu-
letzt auch Ihre Lebensqualität.

Genauso wenig sollten Sie sich einem falschen Optimismus hin-
geben. Die meisten Menschen sind heute zwar darüber aufgeklärt,
dass Herz-Kreislauf-Erkrankungen durch bestimmte Risikofaktoren vorangetrieben werden. Trotzdem ist die Zahl derer, die sich
um einen Abbau der schädlichen Einflüsse bemühen, erstaunlich

gering. Woran liegt das? Zwei Verhaltensmuster spielen dabei nach der Erfahrung von Herzspezialisten eine wichtige und äußerst ungesunde Rolle:

Zwei Verhaltensmuster, aus denen man nicht länger falsche Schlüsse ziehen sollte, da sie fatale Folgen haben können.

1. Die „Winston Churchill"-Anhänger: Einigen mag der britische Premierminister noch in guter Erinnerung sein, wie er, den Wohlstandsbauch kühn nach vorne gestreckt und von dicken Zigarrenqualmwolken umnebelt, sein Lebensmotto „No Sports – Kein Sport" in die Welt posaunte. Er erreichte, trotz aller offensichtlichen Risikofaktoren, ein stattliches Alter bei bester Gesundheit. Und sicher hat fast jeder Mensch den einen oder anderen fernen Verwandten, der trotz Übergewicht und Bewegungsmangel weder Herzinfarkt noch Schlaganfall erlitten hat. Daraus ziehen viele einen gefährlichen Fehlschluss: „Wenn der Onkel Alois mit zwei Schachteln Zigaretten täglich und zweihundert Pfund Lebendgewicht fröhlich bis zum 96. Geburtstag gelebt hat, dann kann das mit den Risikofaktoren doch gar nicht stimmen." Das Problem mit den Risikofaktoren ist ganz einfach Folgendes: Sie erhöhen die *Wahrscheinlichkeit*, dass Sie einen Herzinfakt oder Schlaganfall erleiden werden, aber es ist nicht sicher, dass das auch wirklich passiert. Herz-Kreislauf-Erkrankungen werden durch ein kompliziertes Zusammenspiel verschiedener Faktoren verursacht, von denen viele noch nicht einmal bekannt sind. Deshalb gibt es immer einige wenige Glückliche, die trotz ungesündesten Lebensstils ein biblisches Alter erreichen. Aber das sind eben nur einige wenige. Der bei weitem größte Teil wird krank, pflegebedürftig oder stirbt gar an den Folgen der selbst zugefügten Schäden.

2. Die „Spaß bis zum Umfallen"-Anhänger: Vielen sind die Folgen ihres ungesunden Lebenswandels klar, aber sie nehmen das Gesundheitsrisiko vermeintlich bewusst in Kauf. Sie folgen dem Motto: „Ich sterbe lieber fünf Jahre früher und habe dann mein Leben in vollen Zügen genossen, als durch den Verzicht auf Zigaretten und fettes Fleisch ein paar zusätzliche enthaltsa-

Falsche Vorstellungen verabschieden, mittleres und höheres Lebensalter richtig einschätzen.

me Jahre zu gewinnen." Und wenn wir einmal ganz ehrlich sind, können wir ruhig zugeben, dass diese Aussicht nicht ohne Reiz ist. Satt mit 70 oder 80 einfach ein paar Jahre früher aus einem sehr aktiven und genussreichen Leben ohne Einschränkungen herausgerissen zu werden, ist vielleicht gar keine so bedrohliche Vorstellung. Das Problem ist, dass sie höchstwahrscheinlich nicht eintrifft. Wenn Sie mit 60 ihren ersten schweren Herzinfarkt oder Schlaganfall erleiden, werden sie wahrscheinlich nicht daran sterben. Aber die folgenden Jahre werden alles andere als das erwartete genussreiche Rentnerleben. Schon der Gang zum Briefkasten bedeutet dann eine körperliche Höchstleistung für das halbtote Herz. Oder Sie verbringen die restlichen Jahre nach einem Schlaganfall damit, mühselig wieder sprechen zu lernen oder zu üben, sich wenigstens selbst rasieren zu können. Sie können einer Reihe von Jahren in körperlicher und geistiger Behinderung entgegenblicken. Wenn Sie jetzt verärgert sind und meinen, dass wir Ihnen Angst einjagen, dann haben Sie ganz Recht. Sie haben auch allen Grund dazu, vor diesen Aussichten Angst zu haben. Denn vieles spricht dafür, dass Sie sich genau auf solch einen Zustand hinbewegen.

Unbeeinflussbare und beeinflussbare Risikofaktoren.

Risikofaktoren für die Entstehung einer Herz-Kreislauf-Erkrankung

Unbeeinflussbare Faktoren:
- Alter
- Geschlecht
- Genetische Belastung

Beeinflussbare Faktoren:
- Rauchen
- erhöhter Blutdruck (Hypertonus)
- erhöhte Cholesterinwerte (Hypercholesterinämie)

- körperliche Inaktivität
- Übergewicht
- erhöhte Blutzuckerwerte (Diabetes)
- Stress
- erhöhte Harnsäurewerte (Hyperurikämie) gelten zwar selbst nicht mehr als Risikofaktor, aber als Hinweis auf möglicherweise vorliegende andere Risikofaktoren

Das Lebensalter spielt in zweifacher Hinsicht eine Rolle als Risikofaktor: Zum einen haben die restlichen Risikofaktoren, sofern sie vorhanden sind, über einen längeren Zeitraum ihren schädlichen Einfluss auf den Körper ausüben können. Wenn Sie also seit Ihrer Jugend ununterbrochen rauchen und inzwischen den 75. Geburtstag gefeiert haben, dürften Sie mit diesem Verhalten die Arteriosklerose in Ihren Blutgefäßen recht erfolgreich vorangetrieben haben. Zum anderen sind unsere Blutgefäße, wie alle anderen Körperteile auch, einem alterungsbedingten Verschleiß unterworfen. Selbst bei Menschen, die keinen weiteren Risikofaktor vorzuweisen haben, nimmt die allmähliche Verkalkung der Gefäße im Alter so weit zu, dass auch sie ein erhöhtes Herzinfarktrisiko haben. Ist der Körper arteriosklerotischen Risikofaktoren ausgesetzt, beschleunigt das den natürlichen Alterungsprozess.

In gewissem Umfang gilt auch die Zugehörigkeit zum männlichen Geschlecht als Risikofaktor. Zumindest bis etwa zum 50. Lebensjahr führen Männer im Rennen um die meisten Herztoten deutlich, aber mit Einsetzen der Wechseljahre machen sich Frauen an die Aufholjagd und haben innerhalb weniger Jahre das „starke" Geschlecht eingeholt. Die Gründe für die geschlechtsspezifischen Unterschiede sind noch nicht vollständig gesichert. Es gibt Hinweise darauf, dass die weiblichen Sexualhormone einen schützenden Einfluss auf die Blutgefäße haben, indem sie Blutdruck und Fettstoffwechsel in gesunden Bereichen halten. Allerdings gibt es zwischen Männern und Frauen auch deutliche Unterschiede in

Weitere Risikofaktoren, die Sie nicht gering schätzen sollten.

der Lebensführung und den damit verbundenen Risikofaktoren. Aber welchem Geschlecht Sie auch angehören, spätestens nach dem 65. Geburtstag sind Ihre Aussichten, an einem Herzinfarkt zu sterben, etwa gleich groß.

Vererbbare Risikofaktoren klar erkennen.

Ihr Risiko, eine Herz-Kreislauf-Erkrankung zu entwickeln, ist auch dann erhöht, wenn sich unter Ihren nächsten Verwandten (Eltern, Geschwistern) bereits von dieser Krankheit Betroffene finden. Die genauen Mechanismen, nach denen das Herzinfarktrisiko weitervererbt wird, sind zur Zeit noch nicht bekannt. Unbestritten ist aber die Tatsache, dass manche Familien wesentlich häufiger von Herzinfarkten betroffen sind als andere. Je mehr Verwandte in Ihrer Familie einen Herzinfarkt erlitten haben und je jünger diese Verwandten dabei waren, desto höher ist für Sie das Risiko, ebenfalls einen Herzinfarkt zu erleiden. Auch einige der restlichen Risikofaktoren, wie Bluthochdruck, Diabetes und krankhaft erhöhte Cholesterinwerte, sind zumindest zum Teil genetisch bedingt.

Aber wir weisen nochmals darauf hin: Das bedeutet nicht, dass Sie sich Ihrem Schicksal beziehungsweise Ihren Genen ergeben müssen. Auch wenn Sie unter einem vererbten erhöhten Risiko leiden, eine Herz-Kreislauf-Erkrankung zu entwickeln, können Sie Ihre persönliche Gefährdung durch die Kontrolle der weiteren Risikofaktoren deutlich senken. Und falls Sie unter erblich bedingtem Bluthochdruck, Diabetes oder Fettstoffwechselstörungen leiden, ist es besonders wichtig, dass Sie diese Risikofaktoren rechtzeitig medizinisch behandeln lassen.

UNSER TIPP

Wenn bei Ihnen unbeeinflussbare Risikofaktoren vorhanden sind, ist es besonders wichtig, dass Sie die restlichen Risikofaktoren vollständig vermeiden, um Ihr Infarktrisiko nicht zusätzlich zu erhöhen.

Durch die in den folgenden Kapiteln von uns zusammengestellten Vorschläge zur Änderung des Lebensstils können Sie selbst aktiv an der Bekämpfung Ihrer Risikofaktoren mitarbeiten. Aber bitte bedenken Sie: Für die Behandlung mancher Risikofaktoren ist das, was Sie im Rahmen Ihres Gesundheitsprogramms unternehmen können, nicht ausreichend. Ein ausgeprägter Bluthochdruck und erhöhte Cholesterin- und Blutzuckerwerte sind unbedingt in Zusammenarbeit mit Ihrem Arzt anzugehen. Moderne Mittel zur Senkung des Cholesterinwerts, die so genannten „Statine", sind sehr effektiv und gleichzeitig arm an Nebenwirkungen.

Statine senken die LDL-Cholesterinwerte durch eine Beeinflussung des Leberstoffwechsels. Nur ein Teil des im Körper kursierenden Cholesterins stammt nämlich aus der Nahrung, ein weiterer Anteil wird von den Leberzellen selbst hergestellt. Statine blockieren in der Leber ein Enzym mit dem komplizierten Namen „HMG-CoA-Reduktase", das eine wichtige Rolle in der Cholesterinproduktion spielt. In der Folge beginnt die Leber, das benötigte Cholesterin aus dem Blutstrom zu filtern und dadurch den LDL-Cholesterinwert im Blut zu senken. Die Bedeutung einer wirkungsvollen medikamentösen LDL-Cholesterinsenkung ist gar nicht hoch genug einzuschätzen: In Kombination mit einer fettreduzierten Ernährungsweise können Sie allein durch die Normalisierung Ihrer Cholesterinwerte Ihr Herzinfarktrisiko um mehr als ein Drittel, Ihr Schlaganfallrisiko um die Hälfte senken!

Unter den beeinflussbaren Risikofaktoren kommt den Fettstoffwechselstörungen eine besonders große Bedeutung für die Entstehung des Herzinfarkts zu. „Cholesterin" wurde durch seine Rolle als Risikofaktor bei der Entstehung von Herz-Kreislauf-Erkrankungen zu einem Angstbegriff. Dabei ist Cholesterin ein lebenswichtiger Bestandteil unseres Stoffwechsels. Es kommt in den Wänden sämtlicher Körperzellen vor und ist ein Baustoff für viele Hormone. Gefährlich wird das Cholesterin erst dann, wenn seine Konzentration, zum Beispiel durch eine an tierischen Fetten reiche Ernährung, die normalen Werte übersteigt. Zusätzlich kommt dem Verhältnis zwischen den einzelnen Cholesterin-Formen eine Bedeutung für die Gesundheitsgefährdung zu.

Ausgeprägter Bluthochdruck sowie erhöhte Cholesterin- und Blutzuckerwerte sind behandlungsbedürftige Risikofaktoren.

UNSER TIPP

Tragen Sie nach Ihren Möglichkeiten dazu bei, Risikofaktoren zu bekämpfen, und nehmen Sie ärztliche Hilfe in Anspruch, wo immer sie Erfolg versprechend ist.

Das „gute" und das „schlechte" Cholesterin auf einen Blick.

Cholesterin – auf die Verpackung kommt es an

Die Unterscheidung zwischen LDL- und HDL-Cholesterin ist für viele Menschen verwirrend, sogar Medizinstudenten haben bisweilen Schwierigkeiten, sich zu merken, welches die gefährliche und welches die gesunde Cholesterinform ist. Helfen Sie sich mit folgender Eselsbrücke: LDL = Lass Das Lieber!

Cholesterin wird, bevor es im Blut durch den Körper transportiert wird, in Kügelchen „verpackt", die aus einem Gemisch von unterschiedlichen Materialien bestehen. LDL und HDL bezeichnen dabei die „Verpackungsformen" für das Cholesterin. Die kleineren LDL-Kügelchen sind deshalb so gefährlich, weil sie in der Lage sind, sich durch die Spalten zwischen den Zellen der Arterienwände zu quetschen und dorthin zu gelangen, wo sie eigentlich gar nichts zu suchen haben. Die größeren HDL-Kugeln dagegen passen nicht in diese Zellspalten, sondern werden dort aufgenommen, wo sie auch gebraucht werden: in den Zellen selbst.

Ein Bild wird Ihnen die Unterscheidung zwischen LDL- und HDL-Cholesterin vielleicht deutlicher machen: Betrachten Sie LDL-Cholesterin als die „Briefform" und HDL-Cholesterin als die „Paketform" im Cholesterin-Transportsystem. Die Empfänger des Cholesterins wohnen in den Zellen der Arterienwände, die zwar, wie Reihenhäuser, dicht nebeneinander stehen, aber kleine Spalten zwischen den einzelnen Hausnummern haben. Wenn ein HDL-Paket seine Cholesterinfracht abliefern will, klingelt es an der Haustür und wartet darauf, dass die Tür geöffnet wird. Es bleibt ihm gar keine Alternative, weil das Paket so groß ist, dass es nicht in die Spalte zwischen den Häusern passt. Die LDL-Briefe werden etwas weniger gewissenhaft zugestellt: Wenn sich an der Tür niemand meldet, wirft der Bote seine Fracht einfach in die Spalte. Und aus dem eigentlich lebensnotwendigen Cholesterin wird an der falschen Stelle ein gefährlicher Stoff, der in der Folge die ganze Häuserreihe zum Einsturz bringen kann.

Während das so genannte LDL-Cholesterin also einen ungünstigen Einfluss auf das Arterioseroserisiko hat, ist es wünschenswert, den HDL-Cholesterinanteil am Gesamtcholesterin möglichst hoch zu halten. Dies gilt ganz besonders für Diabetiker, bei denen das LDL-Cholesterin besonders klein ist und sich auch besonders erfolgreich in die Zellspalten ablagern kann. Bei ihnen ist es ausgesprochen wichtig, die LDL-Cholesterinwerte auf ein normales Maß zu reduzieren. Generell hängen die angestrebten Cholesterinwerte davon ab, ob Sie unter weiteren Risikofaktoren leiden oder gar schon eine Herz- oder Gefäßerkrankung entwickelt haben. Ziel bei Patienten ohne weitere Risikofaktoren ist ein LDL-Cholesterinwert von maximal 160 mg/dl, liegt ein weiterer Risikofaktor vor, wird ein Cholesterinwert von maximal 130 mg/dl angestrebt. Ein Anstieg des Wertes von 200 auf 260 mg/dl verdoppelt bereits das Herzinfarktrisiko! Für den Kampf gegen die Arteriosklerosegefahr gilt die Faustregel: Die Reduktion des Cholesterinspiegels um einen Prozentpunkt senkt das Risiko, einen Herzinfarkt zu erleiden, um zwei Prozentpunkte. Sie sehen, wie wichtig jeder noch so kleine Erfolg im Bemühen um eine cholesterinärmere Ernährung für Ihre Gesundheit ist.

Rauchen fördert nicht nur die Entstehung von Krebs, es schädigt auch die Blutgefäße in Ihrem Körper. Wenn Sie Raucher sind und etwas für Ihre Gesundheit tun wollen, besteht der erste und wichtigste Schritt darin, den Kampf gegen die Nikotinsucht aufzunehmen.

Erhöhte Blutdruckwerte stellen ein verbreitetes Gesundheitsproblem dar und sind der Hauptrisikofaktor für einen Schlaganfall. Experten schätzen, dass nur ein Viertel aller Menschen mit erhöhtem Blutdruck effektiv medizinisch versorgt wird! Lassen Sie also auch dann, wenn Sie keinen Hinweis auf Bluthochdruck haben, Ihre Blutdruckwerte regelmäßig vom Hausarzt bestimmen.

UNSER TIPP

Legen Sie sich ein Risikotagebuch an: Wenn Sie bei Ihrem Arzt die Cholesterinwerte ermitteln lassen, dann fragen Sie ganz genau nach, wie hoch Ihr LDL-Cholesterin ist. Lassen Sie sich nicht mit der Antwort „Ist alles in Ordnung" zufriedenstellen, sondern notieren Sie sich die Werte. Es gibt immer noch Ärzte, die in der Bewertung des Risikos durch erhöhtes LDL-Cholesterin eine falsche Großzügigkeit walten lassen.

UNSER TIPP

Zwei Zahlen sollten sich Patienten mit einer koronaren Herzkrankheit immer im Gedächtnis halten: 0 und 100. 0 ist die Anzahl der erlaubten Zigaretten pro Tag, und 100 ist der angestrebte LDL-Cholesterinwert.

Die übliche Blutdruck-angabe lautet z. B.: RR 140/90 mm Hg. RR steht für den Erfinder der Manschettenmess-methode Riva-Rocci. 140 ist der systolische, 90 der diastolische Blutdruck, gemessen in Millimeter Quecksilber-säule (Hg).

Bluthochdruck und Diabetes – die „leisen Killer".

Bei vorliegendem Hochdruck können Sie die Effektivität der Behandlung und Ihres Gesundheitsprogramms durch selbst durchgeführte Blutdruckmessungen kontrollieren. Durch Bluthochdruck wird auf Dauer nicht nur die Elastizität der Blutgefäße geschädigt, es werden auch vermehrt Fett- und Cholesterinpartikel in die Gefäßwände gepresst, die dort den Prozess der Gefäßverkalkung beschleunigen. Allein die Erhöhung des oberen Blutdruckwerts reicht aus, um das Herzinfarkt- und Schlaganfallrisiko deutlich zu erhöhen. Es gibt zwar effektive Möglichkeiten, einen Bluthochdruck mit Medikamenten zu behandeln, aber durch ein Fitnessprogramm können Sie einen hilfreichen Beitrag zur Risikoreduzierung leisten. Nach Studien des Instituts für Kreislaufforschung und Sportmedizin an der Deutschen Sporthochschule Köln kann allein durch ein entsprechendes körperliches Trainingsprogramm innerhalb von 10 Wochen der obere, systolische Blutdruckwert um 7 bis 9 mm Hg und der untere, diastolische Wert um 5 bis 7 mm Hg gesenkt werden. Den größten Erfolg im Kampf um gesündere Blutdruckwerte verspricht bei Bluthochdruckpatienten ein Behandlungsprogramm, das Medikamente und Fitnesssteigerung kombiniert. Wenn Sie sich dazu entschließen, unseren Vorschlägen zur Verbesserung Ihrer Fitness zu folgen, sollten Sie damit rechnen, dass sich Ihr subjektives Wohlbefinden zu Beginn des Programms verschlechtern kann. Lassen Sie sich davon nicht abschrecken, es handelt sich um einen normalen Umstellungsprozess, mit dem Ihr Körper auf die lange vermiedene Aktivität reagiert und der schon bald durch ein deutlich gesteigertes Wohlbefinden abgelöst wird.

Bluthochdruck und Diabetes werden auch als die „leisen Killer" bezeichnet. Ihre schädlichen Auswirkungen auf den Körper laufen meist so lange unbemerkt ab, bis ein wirklich dramatisches Ereignis, wie ein Herzinfarkt oder Schlaganfall, die gesamte Breite der Schäden zutage treten lässt. Deshalb gilt für die drei wichtigen

Risikofaktoren Cholesterinerhöhung, Diabetes und Bluthochdruck: regelmäßige Kontrolle der Werte durch den Arzt, konsequente Behandlung der Erkrankung und Vermeidung jedes weiteren Risikofaktors!

Durch ein Fitnessprogramm bekämpfen Sie gleichzeitig einen weiteren wichtigen Risikofaktor, das Übergewicht. Fast 40 Prozent der Bevölkerung in Deutschland sind nach dem Body Mass Index, der heute gebräuchlichsten Formel zur Bestimmung von Unter-, Normal- oder Übergewichtigkeit, als zu dick zu bezeichnen. Neben den „bedrückenden" Auswirkungen auf Ihre Gelenke und Ihren gesamten Bewegungsapparat sowie – höchstwahrscheinlich – auf Ihr Selbstwertgefühl beeinflusst ein vorhandenes Übergewicht eine Reihe weiterer Risikofaktoren: Es erhöht den Blutdruck um etwa 2 mm Hg pro zusätzlichem Kilo Körpergewicht, es erhöht die Konzentration des ungünstigen LDL-Cholesterins, der Harnsäure und der freien Fettsäuren im Blut, es senkt den schützenden HDL-Cholesterinwert und es begünstigt die Entstehung einer Zuckerkrankheit.

Reduzierung des Übergewichts – ein weiterer positiver Faktor in Ihrem Fitnessprogramm.

Wie Sie sehen, wirken viele Risikofaktoren nicht einzeln auf Ihren Körper ein, sondern bilden ein ineinander verzahntes System. Das bedeutet, von der negativen Seite betrachtet, dass Sie unter dem Einfluss eines einzelnen Faktors wie Übergewicht eine Kette weiterer Risiken auf sich ziehen. Es hat aber auch seine gute Seite: Durch die von uns zusammengetragenen Gesundheitsvorschläge zur Verbesserung der körperlichen Fitness, dem Abbau von negativem Stress und der Umstellung der Ernährung wirken Sie ebenfalls auf eine ganze Palette von Gefährdungen ein. So führt das Fitnessprogramm nicht nur zu größerer körperlicher Leistungsfähigkeit, es senkt auch den Blutdruck, hilft Ihnen beim Abbau überflüssiger Pfunde, verbessert Ihre Blutfett- und Gerinnungswerte, schützt das Herz vor Rhythmusstörungen und senkt den Stresshormonspiegel. Eine einzelne Maßnahme verringert also Ihr Herzinfarktrisiko auf vielen verschiedenen Wegen.

Gesunder und ausreichender Schlaf trägt ebenso dazu bei, Ihr Infarktrisiko zu senken.

Auch Ihren Schlaf sollten Sie in diese Betrachtung der Risikosituation mit einbeziehen. Besonders unter übergewichtigen Menschen ist die „obstruktive Schlafapnoe" sehr verbreitet. Sie ist durch Schnarchen und Atmungsaussetzer während des Schlafes gekennzeichnet. Das hat nicht nur zur Folge, dass der Schlaf seine Erholungsfunktion für Körper und Geist verliert und sich die Betroffenen tagsüber wie „zerschlagen" fühlen. Diese Störung erhöht auch die Sterblichkeitsrate bei Herzinfarkten und Schlaganfällen und verursacht über Jahre einen Bluthochdruck. Wenn Sie also Ihr Partner darauf aufmerksam macht, dass Sie nachts laut schnarchen und er beunruhigt darüber ist, dass bei Ihnen manchmal für etliche Sekunden die Atmung einfach stehen bleibt, sollten Sie das ernst nehmen. Die Beobachtung Ihres Schlafverhaltens in einem Schlaflabor verschafft rasch Klarheit darüber, ob Sie unter dieser gefährlichen Art der Schlafstörung leiden.

Eine vor allem in der amerikanischen Literatur häufig genannte Erklärung zur Entstehung von Herz-Kreislauf-Erkrankungen ist die Unterteilung in unterschiedliche „Verhaltenstypen". Dabei werden Menschen in vier grundsätzlich verschiedene „Charaktergruppen" eingeteilt und einem bestimmten Herzinfarktrisiko zugeordnet. Extrem leistungsorientierten, aggressiven und unter permanentem Druck stehenden Menschen wird dabei ein „Typ-A-Verhalten" zugeschrieben, das mit einem erhöhten Infarktrisiko einhergeht. Es bleibt Ihnen überlassen, ob Sie dieser etwas grobschlächtigen Unterteilung eine mehr oder weniger große Bedeutung beimessen. Es spricht jedoch einiges dafür, dass die aufgeführten Charakterzüge den Umgang mit negativem Stress ungünstig beeinflussen. Und die Auswirkungen äußerer Stressfaktoren sind wesentlich davon abhängig, wie sie von den Betroffenen subjektiv empfunden werden. Diese „subjektive" Komponente des Stress macht es so schwer, ihn in wissenschaftlichen Untersuchungen zu „quantifizieren", d.h. aus ihm eine messbare Größe zu machen. Was der eine als unerträglichen Stress betrachtet, kann für den anderen ein wünschenswerter Zustand sein. Das bedeutet aber nicht, dass er für die Entstehung von Herz-Kreislauf-Erkrankungen keine Rolle spielt. Der Abbau von negativem Stress und ein gesünderer Umgang mit unvermeidbaren Belastungen ist ein wichtiger Beitrag zu Ihrem Gesundheitsprogramm.

Es gibt auch eine Reihe sozialer Faktoren, die für die Entstehung von Gefäßkrankheiten von Bedeutung sind. So wurde der Herzinfarkt lange Zeit als „Managerkrankheit" betrachtet. Inzwischen wissen wir, dass genau das Gegenteil der Fall ist: Angehörige der unteren sozialen Schichten haben ein wesentlich höheres Risiko, einen Herzinfarkt zu erleiden, als die der Mittel- oder Oberschicht. Das hängt zumindest zum Teil damit zusammen, dass bei Angehörigen der Unterschicht wesentlich häufiger eine ungesunde Lebensführung mit Rauchen, wenig Sport und ungesunder Ernährung anzutreffen ist. Auch andere soziale Faktoren, wie „Mobbing", eine extrem feindselige Atmosphäre am Arbeitsplatz, soziale Isolation durch mangelnden Freundeskreis und bedrückende Ereignisse im persönlichen Umfeld schädigen Ihren Gesundheitszustand. Entscheidend ist auch hierbei, wie sehr Sie subjektiv unter den Ereignissen leiden. Viele belastende soziale Faktoren sind nicht „schicksalhaft", Sie selbst können viel dazu beitragen, sie zu beeinflussen oder, wenn das nicht möglich ist, zumindest Ihren Umgang mit den Auswirkungen verändern.

Gegenwärtig wird auch der Einfluss von Infektionen auf die Entstehung eines Herzinfarkts diskutiert. So gibt es zum Beispiel Hinweise darauf, dass entzündliche Zahnfleischerkrankungen mit einem erhöhten Infarktrisiko verbunden sein könnten. Auch Infektionen mit einem bakteriellen Erreger, dem Chlamydia pneumoniae, werden als ein möglicher Infarktauslöser in Betracht gezogen. Diese Erreger können, ohne Krankheitssymptome zu verursachen, über lange Zeit im Körper vorhanden sein. Ob sie tatsächlich eine bedeutende Rolle in der Entstehung oder Auslösung von Herz-Kreislauf-Erkrankungen spielen, ist derzeit noch nicht ganz

Soziale Faktoren als Ursache für die Entstehung von Gefäßkrankheiten.

Angebote zur Früh-
erkennung nutzen, um
Risikofaktoren rechtzeitig
zu erkennen, die un-
bemerkt auf den Körper
einwirken.

klar. Eines ist aber wohl sicher: An der Bedeutung der bisher de-
finitiv bekannten Risikofaktoren ändert sich dadurch nichts. Es
gibt keinen Grund, auf die Entwicklung einer Antibiotikatherapie
zu hoffen und dabei den Kampf gegen bestehende Risikofaktoren
zu vernachlässigen.

Das Tückische an den meisten Risikofaktoren ist, dass sie im
allgemeinen unbemerkt auf unseren Körper einwirken. Erhöhte
Blutfettwerte oder einen erhöhten Blutdruck bemerken die meisten Betroffenen erst dann, wenn die Schäden am Herz-Kreislauf-
System unübersehbar sind. Diesen Schäden geht aber ein jahre-
langes Einwirken von Risikofaktoren voraus. Nutzen Sie daher die
Angebote zur Früherkennung und lassen Sie regelmäßig die Risikofaktoren Cholesterin, Blutdruck und Blutzuckerwerte überprüfen.
So lassen sich Störungen des Fettstoffwechsels oder der Blutzucker-
regulation sowie ein erhöhter Blutdruck frühzeitig erkennen und
behandeln. Das gerne benutzte Belastungs-EKG dagegen bringt
für die Früherkennung kaum etwas. Es kann sogar normale Werte
liefern, wenn bereits eine deutliche Gesundheitsgefahr durch Plaques besteht. Wenn Ihr Körper beginnt, Warnsignale auszusenden,
ist Ihr Gefäßsystem bereits massiv geschädigt. Vermeiden Sie nach
Möglichkeit, dass es überhaupt so weit kommt. Sollten Sie jedoch
schon einen oder mehrere der im folgenden Abschnitt aufgeführten Warnhinweise Ihres Körpers erhalten haben, dann betrachten
Sie sie als das, was sie sind: die letzten Warnungen vor einem Ereignis mit möglicherweise tödlichen Folgen.

Warnsignale

Um es nochmals ganz deutlich zu machen: Die frühesten Hinweise auf einen drohenden Herzinfarkt oder Schlaganfall sind das
Vorliegen eines oder mehrerer Risikofaktoren. Treten darüber hinaus charakteristische körperliche Beschwerden auf, ist die Lage

schon äußerst ernst und bedarf dringend einer medizinischen Behandlung.

Schlaganfälle werden oft von vorübergehenden Durchblutungsstörungen im Gehirn angekündigt, den so genannten „Transitorischen Ischämischen Attacken". Diese Durchblutungsstörungen verursachen dem Schlaganfall sehr ähnliche körperliche Symptome: Die Betroffenen verlieren vorübergehend auf einem Auge das Sehvermögen, erblinden oder sehen alles wie durch einen Schleier. Der Arm und das Bein auf einer Körperseite werden kurzfristig taub oder können nicht mehr bewegt werden. Auch die Gesichtsmuskeln können daran beteiligt sein, die Betroffenen bemerken das meist daran, dass ihnen beim Essen Speichel oder Nahrung aus dem Mundwinkel läuft. Angehörige sollten im wahrsten Sinne des Wortes dann hellhörig werden, wenn sich bei dem Betroffenen Sprach- oder Sprechstörungen einstellen, wenn seine Aussprache verwaschen und undeutlich wird, wenn er falsche Wörter benutzt oder seine Angehörigen nicht mehr versteht. Ein ohne Grund auftretender Drehschwindel und Gangunsicherheit können ebenfalls auf einen drohenden Schlaganfall hinweisen. Auch das erstmalige Auftreten eines plötzlichen rasenden Kopfschmerzes ist als Hinweis auf die drohende Gefahr zu deuten.

Wie sich Schlaganfälle ankündigen.

Auch wenn die körperlichen Symptome nach solchen Attacken sich häufig vollständig zurückbilden, sollte man sie auf gar keinen Fall auf die leichte Schulter nehmen. Bestehen die Durchblutungsstörungen lange genug fort, beginnen die Gehirnzellen abzusterben. Patienten, die nach einem Schlaganfall mit Hilfe der Computertomographie untersucht werden, weisen häufig die Anzeichen einer ganzen Reihe bereits vorher stattgefundener kleiner Schlaganfälle auf. Wenn die Symptome, die mit diesen vorhergehenden kleinen Schlaganfällen verbunden waren, von den Betroffenen oder Angehörigen ernst genommen worden wären, hätte sich rechtzeitig etwas gegen den großen Schlaganfall unternehmen lassen.

Die so genannte
„Schaufensterkrankheit",
das sichere Zeichen für
eine Gefäßerkrankung.

Ein deutliches Zeichen für eine vorliegende Gefäßerkrankung ist die so genannte „Schaufensterkrankheit". Die Betroffenen können dabei aufgrund von Durchblutungsstörungen in den Beinarterien nicht mehr über längere Strecken ununterbrochen laufen. Sie legen kleine Ruhepausen ein, in denen die unterdurchbluteten Beinmuskeln mit frischem Sauerstoff versorgt werden. Wenn Sie bei schnellem Gehen Schmerzen in den Waden bekommen und diese Schmerzen erst nachlassen, wenn sie stehen bleiben, ist dies ein Hinweis auf eine bestehende Durchblutungsstörung. Auch wenn Sie bemerken, dass Ihre Füße und Hände ständig zu kalt oder sehr blass sind, sollten Sie von Ihrem Arzt die Durchblutung der Arme und Beine prüfen lassen. Denken Sie daran: Die Arteriosklerose ist ein Prozess, der sämtliche Blutgefäße in Ihrem Körper betrifft. Wenn Sie Anzeichen dafür in den Armen oder Beinen feststellen, ist es sehr wahrscheinlich, dass auch die Herz- und Hirnarterien in Mitleidenschaft gezogen sind.

Die Warnsignale, die einem Herzinfarkt vorausgehen, sind die Symptome der koronaren Herzkrankheit, abgekürzt KHK. Das Problematische an ihr ist, dass sie häufig ohne jede erkennbare Symptomatik voranschreitet. Nur etwa ein Drittel aller Infarktpatienten klagt im Vorfeld über die typischen Beschwerden einer koronaren Herzkrankheit. Umso wichtiger ist es, dass Sie jeden Verdacht auf eine vorliegende KHK äußerst ernst nehmen. Schon das nächste Auftreten der Symptome kann mit einem lebensgefährlichen Infarkt verbunden sein.

Als wichtigstes Zeichen gilt die „Angina pectoris", ein Druck- oder Engegefühl im Brustkorb, das bis in den Hals, die Schultern oder den linken Arm ausstrahlen kann. Angina-pectoris-Anfälle werden meist durch körperliche Anstrengung, Kälte oder seelische Belastungen ausgelöst und reagieren auf die Gabe von Nitroglyzerin-Spray oder –Kapseln. Für den Laien schwer davon zu unterscheiden sind so genannte „funktionelle Herzbeschwerden". Sie verursachen der Angina pectoris sehr ähnliche Beschwerden,

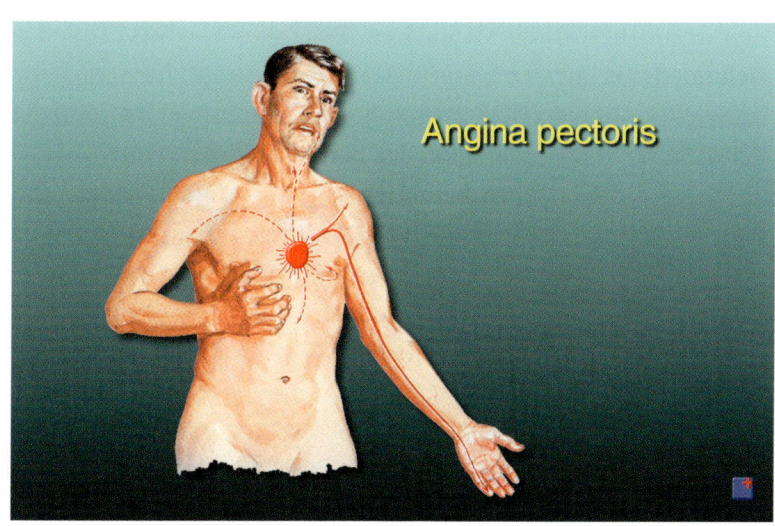

Angina pectoris

Angina-pectoris-Beschwerden, die bis in den Hals, die Schultern oder den linken Arm ausstrahlen und Vorboten eines lebensgefährlichen Infarkts sein können.

sind aber im Gegensatz zu ihr kein Zeichen für eine koronare Herzkrankheit. Daher gilt: Bei neu auftretenden Herzschmerzen ist in jedem Fall ein Arzt aufzusuchen, der durch eine geeignete Diagnostik unterscheiden kann, ob es sich um harmlose Beschwerden oder die Vorboten eines drohenden Infarkts handelt.

Ein weiteres Zeichen für eine bestehende Schädigung des Herz-Kreislauf-Systems ist das Auftreten von Atemnot unter Belastung. Diese kann mit Angina-pectoris-Beschwerden kombiniert, nicht selten aber auch als einziges Symptom einer koronaren Herzkrankheit vorkommen. Auch Herzrhythmusstörungen können auf die drohende Gefahr hinweisen. Sie werden von den Betroffenen, je nach Typ der Rhythmusstörung, als Herzstolpern, Herzrasen, Extraschläge oder – bis zur Bewusstlosigkeit führenden – Aussetzern des Herzschlags wahrgenommen. Und genau wie bei den Brustschmerzen ist es auch bei Rhythmusstörungen für den Laien sehr schwer, harmlose von gefährlichen Formen zu unterscheiden. Deshalb gilt auch in diesem Fall: Jede subjektiv wahrgenommene Veränderung gilt bis zum Beweis des Gegenteils als möglicher Hinweis auf einen drohenden Infarkt und ist unbedingt durch ei-

Nur der Arzt kann diagnostisch abklären, ob es sich bei einer wahrgenommenen Veränderung der Körperfunktion um eine harmlose Beschwerde oder um ein ernst zu nehmendes Warnsignal handelt.

nen Arzt diagnostisch abzuklären. Bedenken Sie: Sie können es sich durchaus „leisten", einige Male den Arzt mit harmlosen Beschwerden aufzusuchen, aber wenn Sie nur einmal ein Warnsignal nicht ernst nehmen, kann das bereits tödliche Folgen haben.

Die meisten der oben beschriebenen Warnsignale können zudem nicht nur Vorboten, sondern auch Symptome eines akuten Schlaganfalls oder Herzinfarkts sein. Rufen Sie also in jedem Fall Ihren Hausarzt oder einen Notarzt zu Hilfe. Das gilt besonders dann, wenn Sie unter einem oder mehreren Risikofaktoren leiden und die Symptome erstmalig auftreten. Und machen Sie sich nicht zu viele Gedanken darüber, dass Sie den Arzt vielleicht umsonst rufen – es ist Ärzten durchaus bewusst, dass medizinische Laien bei den mit Schlaganfällen und Herzinfarkten verbundenen Symptomen nicht mit Sicherheit zwischen harmlosen und gefährlichen Anzeichen unterscheiden können. Kein vernünftiger Mensch wird Ihnen daher einen Vorwurf machen, wenn Sie vorsichtshalber den Arzt verständigen. Schließlich könnte Ihr Leben davon abhängen.

Frauen und Herz-Kreislauf-Erkrankungen

Lange Zeit galten Herz-Kreislauf-Erkrankungen als eine ausgesprochen „männliche" Todesursache. Und in der Tat ist das Risiko, an einem Herzinfarkt zu versterben, für Frauen vor Einsetzen der Wechseljahre deutlich geringer als für Männer gleichen Alters. Danach allerdings gleicht sich das Risiko rasch an. Betrachtet man sämtliche Herz-Kreislauf-Erkrankungen, stellt sich heraus, dass wesentlich mehr Frauen als Männer unter den Todesopfern sind. Auch der Schlaganfall trifft häufiger Frauen als Männer.

Herzinfarkt und Schlaganfall werden bei Frauen unterschätzt.

Eine große Fehleinschätzung wird endlich korrigiert

Die Einsicht, dass auch für Frauen Herz-Kreislauf-Erkrankungen die bei weitem häufigste Todesursache darstellen, setzt sich nur ganz allmählich durch. Obwohl heute mehr Frauen an diesen Krankheiten sterben als durch Krebs, Unfälle und Diabetes zusammen, wird die Risikosituation von vielen Frauen immer noch nicht genügend ernst genommen. Knapp die Hälfte aller Frauen verstirbt an Herz-Kreislauf-Erkrankungen, dagegen nur etwa eine von 25 an den Folgen von Brustkrebs. Trotzdem wird von den meisten Frauen der Brustkrebs subjektiv als die größte Gesundheitsbedrohung angesehen. Was nicht allein den Frauen anzulasten ist – die tatsächliche Risikosituation wird auch von Ärzten, Wissenschaftlern und Gesundheitspolitikern häufig immer noch falsch eingeschätzt.

Diese Fehleinschätzung begleitet den gesamten Krankheitsprozess und bringt eine Reihe ernsthafter Konsequenzen mit sich. So werden Warnsignale, die auf einen drohenden Infarkt hindeuten,

Gründe, weshalb lebensrettende Therapien Frauen oft vorenthalten bleiben.

bei Frauen wesentlich häufiger übersehen oder fehlgedeutet als bei Männern, was zur Folge hat, dass den Frauen eine lebensrettende Therapie vorenthalten bleibt. Zusätzlich erschwert wird die richtige Einschätzung der Lage dadurch, dass bestimmte diagnostische Verfahren, wie das Belastungs-EKG, die bei männlichen Patienten recht genaue Rückschlüsse auf die Anpassungsfähigkeit der Herzkranzarterien in Belastungssituationen zulassen, bei weiblichen Patienten wesentlich weniger aussagekräftig sind.

Alarmierende Situation, die auch im Gesundheitswesen zum Umdenken und zu geeigneten Maßnahmen führen muss.

Auch wenn es zum Schlimmsten kommt und ein akuter Herzinfarkt auftritt, sind Frauen im Durchschnitt wesentlich stärker bedroht als Männer. Ihre typischen Beschwerden, die sich von denen bei Männern deutlich unterscheiden können, werden von Ärzten häufig falsch bewertet. Frauen erhalten später ärztliche Hilfe und gelangen später ins Krankenhaus als Männer. Die Gefahr, an einem Herzinfarkt zu versterben, ist sowohl im akuten Stadium als auch in den Wochen und Jahren nach dem Infarkt wesentlich höher als bei Männern. Selbst in der Nachbehandlung gibt es gravierende geschlechtsspezifische Unterschiede: Während etwa 80 Prozent der Männer in den Genuss einer Anschlussheilbehandlung gelangen, nehmen nur etwa 40 Prozent der weiblichen Patientinnen an diesen gesundheitsfördernden Maßnahmen teil.

Was jede Frau selbst tun kann: Risiken kennen und geeignete Maßnahmen für bestmögliche Versorgung treffen.

Es ist also wichtig, dass Sie sich als Frau mit Ihrem persönlichen Risiko vertraut machen und im Falle eines Falles auch darauf achten, dass Sie die bestmögliche Versorgung erhalten. Dazu gehört auch, dass Sie nach einem Infarkt nicht so schnell wie möglich wieder Ihren Pflichten nachkommen, sondern sich genügend Zeit geben, die ernsthafte Erkrankung vollständig auszuheilen. Wenn es in Ihrem Umfeld an Verständnis für Ihre gesundheitliche Situation mangelt, dann müssen Sie selbst für Ihre Rechte kämpfen. Es geht schließlich um Ihr Leben.

Bei Frauen gelten prinzipiell die gleichen Risikofaktoren für Gefäßerkrankungen wie bei Männern. Allerdings unterscheiden sie sich ein wenig in der Gewichtung. Die größte Bedeutung innerhalb der Risikofaktoren kommt bei Frauen dem Rauchen zu. Durch Zigarettenrauchen vervierfachen Frauen die Wahrscheinlichkeit, einen Herzinfarkt zu erleiden. Bei jungen Frauen, die normalerweise ein geringeres Herzinfarktrisiko als junge Männer haben, verschlechtert sich der Gesundheitszustand durch die Kombination von Rauchen und der Einnahme der Pille ganz erheblich. Der größte Teil der in jungen Jahren von Herzinfarkt betroffenen Patientinnen weist diese extrem gesundheitsschädliche Kombination von Risikofaktoren vor. Wenn Sie die Pille zur Empfängnisverhütung benutzen, kann man Ihnen also nur dringend dazu raten, sofort mit dem Rauchen aufzuhören. Das gilt insbesondere für Frauen ab 35 Jahren.

Die Einnahme der Pille und Rauchen – eine Kombination, die vor allem für Frauen ab 35 zum Verhängnis werden kann.

Regelmäßige Vorsorgeuntersuchungen

Auch Bluthochdruck und Diabetes verschlechtern die Überlebensaussichten bei Frauen stärker als bei Männern. Deshalb sollten Frauen noch genauer als Männer darauf achten, sich regelmäßigen Gesundheitsvorsorgeuntersuchungen zu unterziehen. Nur ein erkannter Risikofaktor kann auch behandelt werden!

Eine wichtige Rolle für das weibliche Erkrankungsrisiko spielen die weiblichen Sexualhormone oder Östrogene. Sie senken den schädlichen LDL-Cholesterinspiegel im Blut und erhöhen gleichzeitig das schützende HDL-Cholesterin. Außerdem wirken sie auf das vegetative Nervensystem ein, das über verschiedene Körperfunktionen wie Blutdruck und Blutzuckerspiegel den Wechsel von Anspannung und Entspannung steuert. Das vegetative Nervensystem besteht aus zwei sich entgegenwirkenden Anteilen: dem Sympathikus, dessen Aktivität körperliche Stressreaktionen auslöst, und dem Parasympathikus, der den Körper in einen Ruhezustand versetzt. Östrogene reduzieren die Aktivität des Sympathikus und verhindern so einen gefäßschädigenden Dauerstresszustand. Fällt das Niveau der Östrogene durch die Hormonumstellung in den Wechseljahren oder eine chirurgische Entfernung der Eierstöcke, so nimmt auch die Aktivität des Sympathikus zu und begünstigt das Auftreten von Risikofaktoren wie Bluthochdruck und Blutzuckerstörungen. Ein frühes Ende der Regelblutung oder eine operative Entfernung von Eierstöcken und Gebärmutter stellen daher ein zusätzliches Risikopotenzial für Frauen dar. Selbst wenn gar nicht die hormonproduzierenden Eierstöcke, sondern allein die Gebärmutter entfernt wird, kommt es teilweise zu einer Reduzierung des Hormonspiegels und damit zu einem steigenden Infarktrisiko.

Was Frauen bei Beginn der Wechseljahre über die Hormonersatztherapie wissen sollten.

Die Erkenntnisse über die Rolle der Östrogene bei der Entstehung von Herz-Kreislauf-Erkrankungen bzw. dem Schutz vor ihnen hat einen heftigen Kampf zwischen Befürwortern und Gegnern einer Hormonersatztherapie ausgelöst. Die Befürworter verweisen auf den schützenden Effekt, den von außen zugeführte Östrogene nach Einsetzen der Wechseljahre haben könnten, während die Gegner die Risiken und Nebenwirkungen einer Hormontherapie betonen. Ob eine generelle Herzinfarktprophylaxe durch die Hormonersatztherapie sich einmal als sinnvolle Vorsorgemaßnahme erweisen wird, lässt sich derzeit noch nicht mit Sicherheit beantworten. Im Augenblick hängt die Entscheidung wesentlich von Ihrem sonstigen Gesundheitszustand und dem Vorhandensein zusätzlicher Erkrankungen ab. Und es ist eine Entscheidung, die Sie nur nach einer eingehenden Beratung mit Ihren behandelnden Ärzten treffen sollten.

Eines aber ist in diesem Zusammenhang zu betonen: Ein „Wundermittel", das Sie vor jeglichem Herzinfarkt- und Schlaganfallrisiko schützt, ist die Hormonersatztherapie mit Sicherheit nicht. Sie können dadurch den schädlichen Einfluss der übrigen Risikofaktoren nicht ungeschehen machen. Die Verbesserung Ihrer Gesundheitssituation und Ihrer Lebensaussichten hängt weiterhin

Selbst aktiv werden und wann Sie sofort ärztliche Hilfe in Anspruch nehmen sollten.

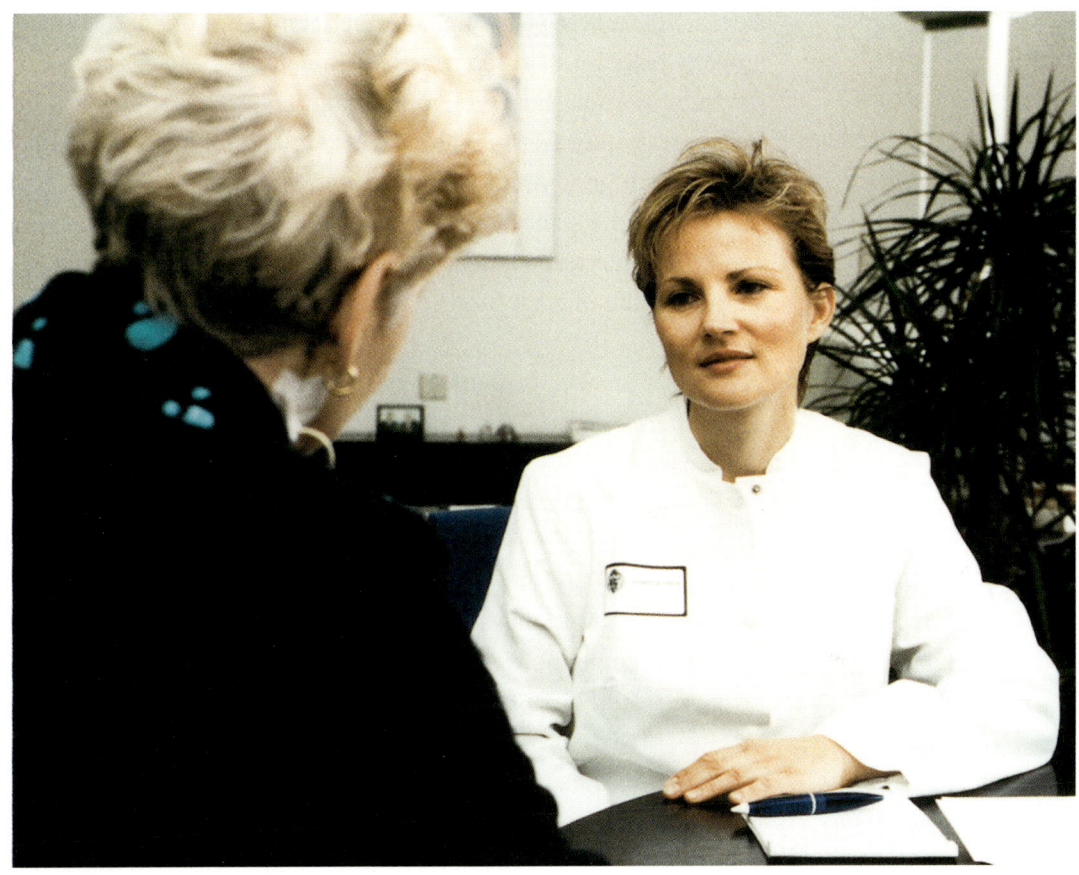

Eine vertrauensvolle Patient-Arzt-Beziehung ist die Voraussetzung dafür, Ihre Risikofaktoren besser einschätzen und geeignete Vorsorge treffen zu können.

davon ab, dass Sie selbst aktiv werden und gegen Ihre Risikofaktoren vorgehen.

Sie sollten auch Ihren Körper genau beobachten. Die Warnsignale, die er Ihnen als Hinweis auf eine Herz-Kreislauf-Erkrankung sendet, können sich von den „männlichen" Warnsignalen häufig unterscheiden. So leiden Frauen häufiger an Atemnot und Erschöpfung als an der „typischen" Angina pectoris. Wenn Sie über 50 sind und einen oder mehrere Risikofaktoren aufweisen, sollten

Sie bei einer unter Belastung auftretenden Atemnot oder Erschöpfung in jedem Fall Ihren Hausarzt aufsuchen. Auch der akute Herzinfarkt kann sich bei Frauen ganz anders darstellen als bei Männern. Häufig werden die Infarktschmerzen im oberen Bauchbereich wahrgenommen und sind von Übelkeit und Erbrechen, Atemnot und Erschöpfung begleitet. Treten eines oder mehrere der Symptome oder Warnsignale auf, sollten Sie auf jeden Fall ärztliche Hilfe in Anspruch nehmen.

Risikofaktoren für Frauen im Vergleich mit diesen bei Männern.

Die gar nicht so kleinen Unterschiede zwischen Männern und Frauen:

- Gefährdung: Bis zum Einsetzen der Wechseljahre sind Frauen deutlich seltener von Herzinfarkten betroffen als Männer, danach gleicht sich das Risiko aber rasch an. Schon mit 65 Jahren besteht kein Risikounterschied mehr zwischen Männern und Frauen.
- Warnsignale: Bei Frauen sind die Hinweise auf eine koronare Herzkrankheit oder einen Infarkt häufig „untypisch" und äußern sich in Übelkeit, Erbrechen oder sogar Zahnschmerzen. Allerdings weist auch ein Teil der Männer diese untypischen Symptome auf.
- Risikofaktoren: Prinzipiell gelten für Männer und Frauen die gleichen Risikofaktoren, sie unterscheiden sich aber in der Gewichtung. Zusätzliche Risikofaktoren für Frauen sind die Kombination von Pille und Rauchen bei jüngeren Frauen sowie die Hormonumstellung nach den Wechseljahren.
- Behandlung: Die Überlebensaussichten bei einem Herzinfarkt sind für Frauen immer noch deutlich niedriger als für Männer. Auch die Nachsorge durch eine Anschlussheilbehandlung wird bei Frauen weniger ernst genommen.

Es ist Ihr Leben

Stellen Sie sich vor, Sie gehen an einem schönen Sommernach-mittag ins Freie, setzen sich an einen Kinderspielplatz und be-obachten das muntere Treiben. Können Sie sich daran erinnern, dass Sie selbst früher auch einmal pausenlos herumgerannt sind, immer wieder auf die Rutsche geklettert sind und von Ihrer Mut-ter nach stundenlangem Herumtoben nur mit Mühe nach Hause zu lotsen waren?

Kinder führen uns vor Augen, wie wichtig Bewegung für einen gesunden Körper ist. Spätestens mit dem Eintritt ins Berufsleben ist es aber bei den meisten Menschen mit dem Bewegungsdrang vorbei. Maschinen haben zum größten Teil den Einsatz mensch-licher Körperkraft ersetzt, ein Großteil der Arbeitsplätze erfordert sitzende Tätigkeiten. Auch unsere Fortbewegung erledigen wir meist sitzend, sei es im Auto oder in der Straßenbahn. Und nach Ende des Arbeitstags wartet schon der Fernsehsessel, den wir dank Fernbedienung nicht einmal mehr zum Programmwechsel verlassen müssen. Unser Körper bleibt von jeder noch so geringen Belastung verschont.

Das hat zur Folge, dass unser Herz-Kreislauf-System allmählich seine Leistungsfähigkeit verliert. Wie jeder andere Muskel braucht auch unser Herz ein gewisses Maß an Training, um in Form zu bleiben.

> Sie selbst sind der wichtigste Trumpf, den Sie in der Hand haben. Es ist Ihr Leben.

Für Fitness ist es nie zu spät

Bewegungsmangel ist eine der wichtigsten Ursachen für Herz-Kreislauf-Erkrankungen. Von der positiven Seite betrachtet bedeu-tet dies, dass Sie durch gesteigerte körperliche Aktivität einer dro-henden Erkrankung besonders wirkungsvoll vorbeugen können.

> Auch wenn Sport bisher ein Fremdwort für Sie war: Es ist nie zu spät dafür. „Der Körper von fast jedem Menschen ist trainierbar – auch im hohen Alter." Sportarzt Dr. Th. Wessinghage

Zunahme der Leistungsfähigkeit durch mäßiges, aber regelmäßiges Training bei bisher untrainierten Menschen sogar besonders groß.

Das gilt auch dann, wenn Sie seit Jahren keinen Sport mehr getrieben haben. Es ist zwar besser, so früh wie möglich mit dem Bewegungsmangel Schluss zu machen, aber auch wer sich erst mit 50 oder 60 Jahren dazu entschließt, Sport zu treiben, kann innerhalb weniger Wochen sein körperliches Wohlbefinden und die Leistungsfähigkeit des Herz-Kreislauf-Systems deutlich steigern. Die Besserung der Leistungsfähigkeit, das haben Studien gezeigt, fällt bei bisher untrainierten Menschen sogar besonders groß aus. Es gibt also keinen Grund zu sagen: „Ich habe 30 Jahre keinen Sport getrieben, jetzt ist es zu spät damit anzufangen." Zutreffender ist folgende Einstellung: „Durch körperliches Training kann ich nach 30 bewegungsarmen Jahren meine Leistungsfähigkeit und meine Gesundheit noch spürbar steigern."

Die Auswirkungen gesteigerter Aktivität auf den Körper sind vielfältig: Im Fettstoffwechsel werden das „schlechte" Cholesterin LDL und Triglyzeride gesenkt, das „gute" Cholesterin HDL steigt an. Gewicht und Blutdruck werden positiv beeinflusst. Die Zusammensetzung des Blutes und seine Fähigkeit, kleine Ablagerungen und Gerinnsel aufzulösen („Fibrinolyse"), wird verbessert. Die Ausschüttung der Stresshormone Adrenalin und Noradrenalin wird reduziert. Das Herz schlägt in Ruhe langsamer und benötigt weniger Anstrengungen, um eine körperliche Belastung auszugleichen. Die Anfälligkeit gegenüber Herzrhythmusstörungen nimmt ab. Selbst das Immunsystem reagiert auf Sport mit einer Verbesserung.

UNSER TIPP

Wenn Sie bereits unter einer Erkrankung der Herzkranzgefäße oder des Herzens leiden, sollten Sie vor dem Beginn eines Fitnessprogramms Ihren Arzt konsultieren. Auch Sie werden von gesteigerter körperlicher Aktivität profitieren und Ihren Gesundheitszustand verbessern. Ihr Arzt wird Ihnen dabei helfen, die eigenen Belastungsgrenzen zu erkennen und unnötige Risiken zu vermeiden.

Auswirkungen sportlicher Aktivitäten auf einen Blick.

Die Auswirkungen sportlicher Aktivität auf den Körper
- Verbesserung der Leistungsfähigkeit der Muskelzellen
- Senkung von LDL-Cholesterin und Triglyzeriden, Erhöhung des HDL-Cholesterin

- Verbesserung der Blutzuckerwerte und der Fließeigenschaften des Blutes
- Absenken der Herzfrequenz und eines erhöhten Blutdrucks, Schutz vor Herzrhythmusstörungen
- Verminderung der Stresshormonausschüttung
- Abbau von Übergewicht
- Schutz vor Osteoporose
- Anregung des Immunsystems
- Steigerung des körperlichen und des seelischen Wohlbefindens

Sport verschafft uns zwar nicht den Genuss ewiger Jugend, aber durch Training können Sie die altersbedingten Leistungseinbußen wirkungsvoll bekämpfen und Ihre Lebenserwartung steigern. Bereits nach zwölf Wochen Fitnesstraining erreichen Menschen jenseits des 50. Lebensjahrs wieder körperliche Leistungswerte, die denen 20 Jahre jüngerer, untrainierter Personen gleichen. Joggen Sie sich jung!

Altersbedingte Leistungseinbußen wirkungsvoll bekämpfen – schon nach zwölf Wochen Training beachtliche Leistungswerte.

Einfaches Programm für Einsteiger

Sie müssen nicht gleich auf den Trimm-dich-Pfad, um Ihrem Körper etwas Gutes zu tun. Wenn Sie lange körperlich nicht aktiv waren, ist es schon ein guter Anfang, ihre täglichen Gewohnheiten zu ändern. Das gilt besonders dann, wenn Sie bei Ihrer Arbeit viel sitzen.

Steigen Sie häufiger Treppen, statt den Fahrstuhl zu benutzen. Lassen Sie hin und wieder Ihr Auto stehen und legen Sie kurze Strecken, zum Einkaufen oder bei Erledigungen, zu Fuß zurück. Gehen Sie häufiger wieder einmal spazieren, statt sich direkt nach dem Abendessen vor den Fernseher zu setzen. Machen Sie Ihren Sonntagsausflug mit dem Fahrrad statt mit dem Auto.

Wenn Sie sich in Ihrem ganz normalen Tagesablauf beobachten, fallen Ihnen sicherlich noch mehr Punkte ein, an denen Sie ohne

Statt ständig den Fahrstuhl zu benutzen, ist Treppensteigen schon ein erster kleiner Schritt in die empfohlene Richtung.

Den Kreislauf in Schwung bringen. Entscheidend ist das richtige Maß an Belastung.

großen Aufwand Ihren Kreislauf in Schwung bringen können. Wichtig ist das richtige Maß an Belastung. Gemütliches Herumschlendern genügt Ihrem Kreislauf als Trainingsanreiz nicht, zügiges Spazierengehen hat aber schon deutliche positive Auswirkungen. Achten Sie auch darauf, Ihren untrainierten Kreislauf zu Beginn nicht zu überlasten. Sie sollten bei Ihren körperlichen Aktivitäten nie ganz außer Atem geraten. Als Grundregel gilt: Sie sollten bei Ihren Übungen jederzeit in der Lage sein, nebenher eine Unterhaltung zu führen.

Ziel der Bemühungen ist es, jede Woche etwa 2000 Kilokalorien durch Bewegung zu verbrauchen. Wenn Sie in Ihrem Alltag darauf achten, die gebotenen Möglichkeiten zu mehr Bewegung zu nutzen, kommen Sie etwa auf die Hälfte des angestrebten Wertes. Eine halbe Stunde zügigen Gehens wenigstens jeden zweiten Tag sorgt für die zweite Hälfte. So können Sie auch ohne ein ausgesprochenes Sportprogramm schon eine ganze Menge für Ihre Gesundheit tun. Sie werden sich wohler fühlen und es wird Ihnen leichter gelingen, die eine oder andere sportliche Betätigung in Ihr Leben zu integrieren. Auch wenn es Ihnen im Moment noch schwer fallen mag, sich mit dem Gedanken an Sport anzufreunden – Ihr gesteigertes Wohlbefinden, eine positivere Einstellung zum eigenen Körper und eine verbesserte Fitness wird auch in Ihnen den Wunsch wecken, noch mehr für die eigene Gesundheit zu tun.

UNSER TIPP

„Laufen, ohne zu schnaufen" – den besten Trainingseffekt erreichen Sie, wenn Sie ihren Kreislauf belasten, ohne ihn zu überlasten!

Körperschulung

Wenn Sie so weit sind, mit den ersten sportlichen Übungen zu beginnen, sollten Sie sich den Grundsatz für Einsteiger im Gedächtnis halten: Das richtige Maß ist entscheidend. Das Sportprogramm soll ein Anreiz für den Kreislauf sein, in Ruhe besser zu funktio-

Funktionelle Wirbelsäulengymnastik

Kräftigen

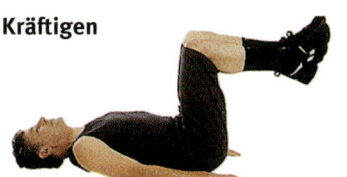

1. Für eine gute Bauchmuskulatur

Dehnen

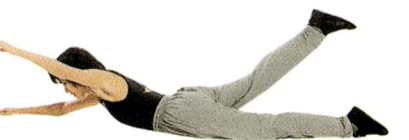

5. Zum Trainieren der Muskeln von Bauch, Becken und Brust

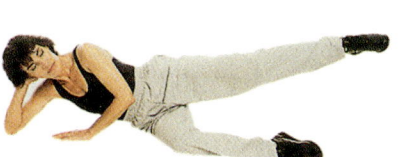

2. Für die Gesäßmuskeln

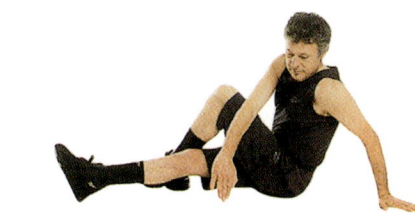

6. Für die Gesäßmuskeln

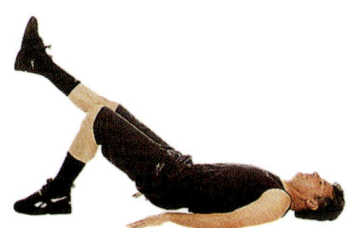

3. Zur Ganzkörperstabilisierung

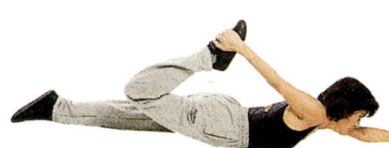

7. Training des Oberschenkels vorne

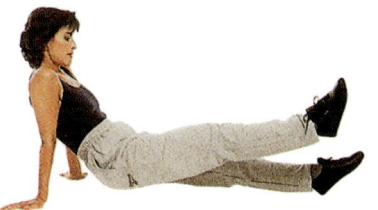

4. Zur Ganzkörperstabilisierung

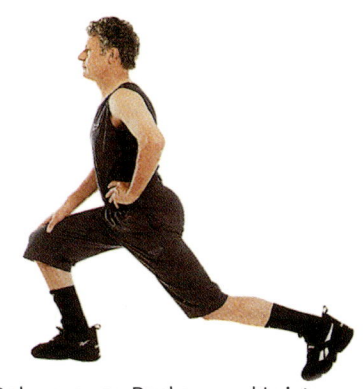

8. Dehnung von Becken- und Leistenmuskulatur

Sie können noch mehr für Ihren Rücken tun. Schwimmen ist der ideale Sport dafür. Und sorgen Sie dafür, dass Sie richtig schlafen. Die Matratze Ihres Betts darf nicht zu weich sein und sollte auf einem guten Lattenrost liegen. Ein flaches, orthopädisches Kopfkissen beugt Verspannungen im Nackenbereich vor.

nieren und mit Belastungen besser fertig zu werden. Sport soll anstrengen, aber nicht überlasten. Die Sportmedizin hat festgestellt, dass es für jeden Menschen ein gewisses Maß an Anstrengung gibt, bei dem er den maximalen Zuwachs an Fitness erreicht. Wird die Anstrengung beim Training darüber hinaus gesteigert, entstehen dadurch keine zusätzlichen positiven Wirkungen auf den Körper. Im Gegenteil, die Gefahr negativer Auswirkungen durch Überlastung steigt.

Leistungssportler werden deshalb während des Trainings mit Hilfe von so genannten „Laktatmessungen" im Blut genauestens überwacht, ob sie sich im Bereich der optimalen Anstrengung befinden und sich weder unter- noch überbelasten. Für Freizeitsportler stehen Laktatmessungen zwar im Allgemeinen nicht zur Verfügung, aber das Beobachten des eigenen Pulses dient hier als völlig ausreichende Kontrolle für die Effektivität des Trainings.

Legen Sie dazu den Zeige- und Mittelfinger der einen Hand auf die Innenseite des anderen Arms, knapp neben das Handgelenk auf der Daumenseite.

Sie können den Puls auch am Hals, unterhalb des Unterkiefers am Rand des dicken Halsmuskelstrangs tasten. Zählen Sie jetzt über 30 Sekunden die Pulsationen in der Arterie, nehmen Sie die Zahl mal zwei, und Sie haben Ihre Pulsfrequenz.

Bei gesunden Personen unter 50 Jahren gilt ein Belastungspuls, also der während der körperlichen Betätigung erreichte Puls von 130 bis 160 als der Bereich, in dem die Fitness optimal gesteigert wird. Jenseits des 50. Lebensjahres gilt die Faustregel „180 minus Lebensalter plus/minus 10 Schläge gleich Pulszahl im Training".

Neben dem richtigen Maß an Belastung sind Dauer und Regelmäßigkeit der sportlichen Aktivitäten entscheidend für den Erfolg. Den größten gesundheitsfördernden Effekt erreichen Sie, wenn Sie etwa 30 bis 40 Minuten Ausdauersport betreiben und sich dafür 3- bis 4-mal in der Woche Zeit nehmen. Wenig sinnvoll ist es, während der Woche gar keinen Sport zu treiben und dann am

Überlastung unbedingt vermeiden – Pulskontrollen im Freizeit- und Gesundheitssport völlig ausreichend.

Entscheidend für den Erfolg: Dauer und Regelmäßigkeit des Trainings.

Wochenende mit großen Belastungen alles nachholen zu wollen. Verteilen Sie ihr Sportprogramm über die Woche, Ihr Herz wird es Ihnen danken.

Nehmen Sie sich auch die Zeit, vor dem Sport ihre Muskulatur aufzuwärmen und zu dehnen. Die neu gestalteten Fitness-Pfade – früher hießen sie Trimmpfade – halten auch dazu auf Tafeln knappe und gut nachvollziehbare Anleitungen bereit. So kurbeln Sie schon einmal den Kreislauf an und beugen Sportverletzungen vor.

So finden Sie die richtige Sportart

Die Wahl der richtigen Sportart hängt natürlich wesentlich von Ihren persönlichen Vorlieben und Abneigungen ab. Geeignet sind im Prinzip alle Sportarten, die nicht auf reinem Krafteinsatz oder nur kurzzeitigen Belastungen basieren.

Besonders geeignet zur Steigerung der körperlichen Gesundheit ist das Jogging, der gute alte Dauerlauf. Kreislaufbelastung und Stoffwechselverhalten stehen hierbei in einem sehr günstigen Verhältnis. Skilanglauf ist in den Wintermonaten eine gute Wahl. Bergwanderungen haben ebenfalls einen sehr guten Trainingseffekt, sind aber eher für die Wochenenden geeignet. Fahrradfahren und Schwimmen sind besonders gelenkschonende Trainingsmöglichkeiten und vor allem (noch) übergewichtigen Menschen zu empfehlen.

Spielsportarten wie Tennis, Basketball oder Fußball haben den Vorteil, dass man sie mit Gleichgesinnten betreibt und so gleichzeitig Körper und soziale Kontakte pflegen kann. Gerade Tennis scheint dem Dauerlauf als Fitmacher ebenbürtig zu sein. Dabei ist nur zu beachten, dass man für den Gesundheitseffekt eines 20-minütigen Dauerlaufs etwa eine Stunde Tennis spielen muss. Auch Tanzen eignet sich als Einstieg in ein gesünderes Leben, besonders für Ehepaare, die gemeinsam etwas für ihre Fitness tun wollen.

Besonders geeignet zur Steigerung des Wohlbefindens und der Fitness: der gute alte Dauerlauf.

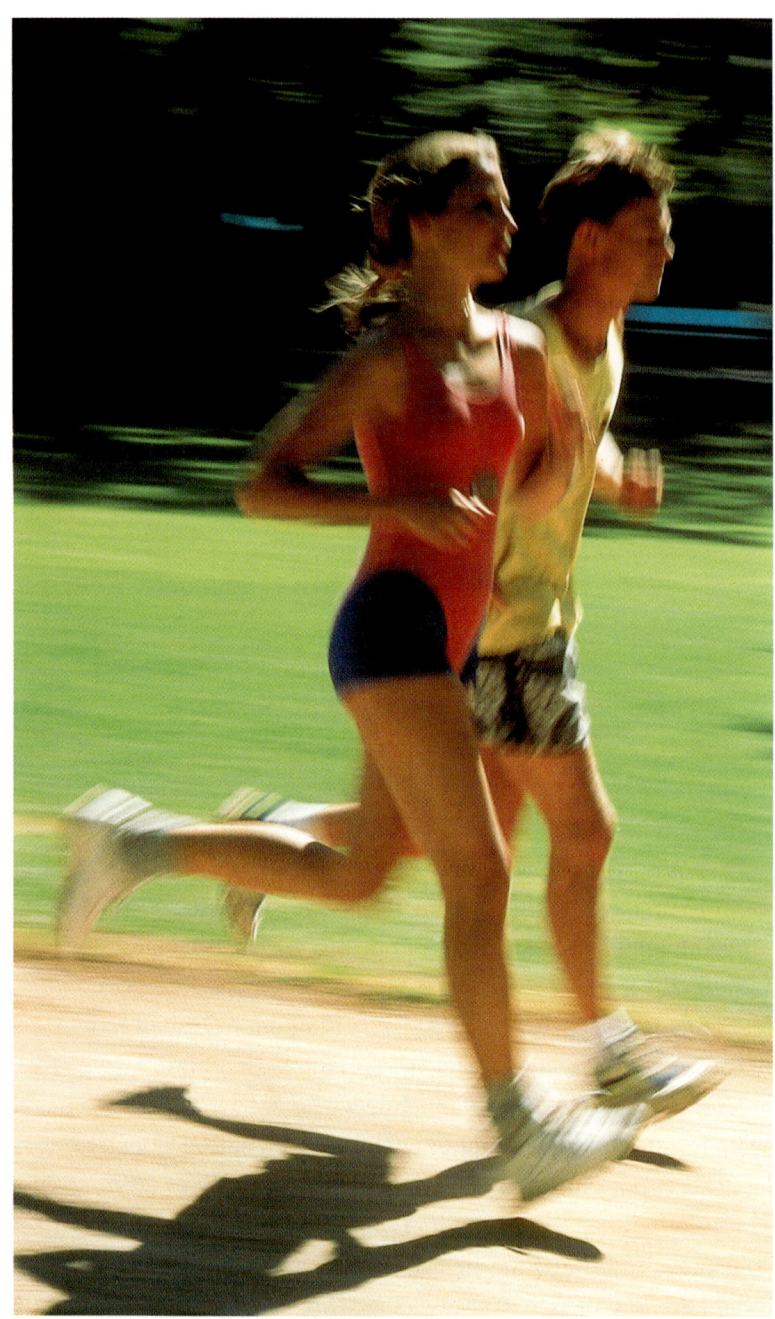

„Laufen ist die Wunder-
pille, für die viele ein
Vermögen zahlen würden,
wenn es sie in der
Apotheke zu kaufen
gäbe" (Dr. Strunz).

Versuchen Sie, sich mit Gleichgesinnten zum Sport zusammen- zutun. So können Sie sich gegenseitig motivieren und in einer Ge- meinschaft den Sport genießen. In Volkshochschulkursen oder Vereinen haben Sie außerdem die Möglichkeit, den Sport unter fach- männischer Anleitung auszuüben. Gemeinschaftliches Training in einem Sportverein ist kein Angebot, das sich ausschließlich an jun- ge Menschen wendet. Sie werden erstaunt sein, wie viele Sportan- gebote es auch für Menschen in der zweiten Lebenshälfte gibt!

Durch abwechselndes Ausüben der verschiedenen Ausdauer- sportarten vermeiden Sie die Überbelastung einzelner Körper- partien und erreichen einen gleichmäßig durchtrainierten, gesunden Körper. Achten Sie auch auf eine gute Ausrüstung. Wenn Sie sich zum Beispiel für den Dauerlauf als Trainingsmethode entschieden haben, sollten Sie sich in einem Fachgeschäft über die zu Ihnen passenden Laufschuhe beraten lassen. So beugen Sie einer Fehl- belastung des Knochen- und Gelenkapparats vor.

Für Fitness ist es nie zu spät! Mit Gleichgesinnten oder im Verein kann die „Anlaufschwierigkeit" leichter überwunden werden.

Ab heute beginnt ein neues Leben

Es liegt ein großer Schritt zwischen der Einsicht, dass körperliche Aktivität unsere Gesundheit verbessert, und der Umsetzung im täglichen Leben. Seien Sie beruhigt: Jeden Menschen kostet es ei- ne Menge Energie und Überwindung, seine Gewohnheiten zu än- dern. Aber Sie können diesen Schritt durch kleine Hilfestellungen vereinfachen.

Lassen Sie Ihre Familie und Freunde wissen, dass Sie sich zu einem gesünderen Lebenswandel entschlossen haben, und for- dern Sie ihre Solidarität ein. Sie haben ein Recht darauf, von ih- nen bei Ihren Bemühungen unterstützt zu werden. So vermeiden Sie auch, die eigenen Leistungen auf dem Weg zu mehr Gesund- heit überkritisch zu betrachten. Im Blick eines Außenstehenden treten die kleinen Fortschritte meist sehr viel deutlicher hervor.

Die Ansprüche nicht zu hoch ansetzen, realistische Ziele setzen.

Setzen Sie die Messlatte der eigenen Ansprüche nicht zu hoch an. Wenn Sie permanent die eigenen Erwartungen nicht erfüllen können, weil Sie sich einfach zu viel zugemutet haben, steigt die Gefahr, frustriert in die alten Lebensgewohnheiten zurückzufallen. Entwickeln Sie dazu einen Plan, der ganz auf Ihre individuellen Bedürfnisse und Voraussetzungen ausgerichtet ist. Vergleichen Sie sich nicht mit Bekannten, die schon seit Jahren Sport treiben, sondern immer mit dem Menschen, der Sie vor Beginn Ihres Fitnessprogramms waren. Sie sind der einzige Maßstab, der für Sie selbst Gültigkeit hat!

Lernen Sie die kleinen Fortschritte schätzen. Wenn Sie jahrelang keinen Sport betrieben haben, können Sie nicht innerhalb weniger Wochen zum Ausdauerpaket werden. Das ist auch gar nicht nötig. Jeder noch so kleine Schritt in Richtung auf ein aktiveres Leben verbessert Ihre Gesundheit und steigert Ihre Lebenserwartung. Deshalb sollten Sie auch auf jeden dieser kleinen Schritte stolz sein. Üben Sie bei der Änderung Ihres Lebensstils den „positiven Blick": Schauen Sie nicht auf das, was Sie bisher noch nicht erreicht haben, sondern nehmen Sie bewusst die Erfolge zur Kenntnis. So motivieren Sie sich für weitere Veränderungen, statt vor lauter Frustration die Flinte ins Korn zu werfen.

Beobachten Sie zunächst für eine Woche Ihren bisherigen Lebenswandel. Fertigen Sie einen Wochenplan der körperlichen Aktivitäten an, um sich selbst vor Augen zu führen, wie wenig Sie bisher für Ihren Körper getan haben und an welcher Stelle Sie die Möglichkeit sehen, dies zu ändern. Bei einem bisher weitgehend bewegungsfreien Leben könnte der Plan etwa wie folgt aussehen:

Plan 1: Bisheriges Leben ohne körperliche Aktivität

Montag:	8.00 Uhr mit dem Auto ins Büro, 12.00 Uhr Kantine, 18.00 Uhr Abendessen, Zeitunglesen, Fernsehen
Dienstag:	Das Gleiche, abends Buch lesen
Mittwoch:	8.00 Das Gleiche bis 18.00 Uhr, Einladung zum Abendessen bei Freunden (mit dem Auto)
Donnerstag:	Das Gleiche (abends Fernsehen)
Freitag:	Das Gleiche bis 16.00 Uhr: Kaffee trinken, Reparaturen im Haushalt, anschließend Abendessen und Fernsehen
Samstag:	8.00 Uhr Frühstück, dann Großeinkauf (mit dem Auto), Mittagessen, nachmittags bei Verwandtschaft zum Kaffee, Abendessen und Fernsehen
Sonntags:	9.00 Uhr Frühstück, Zeitung lesen, Familienausflug mit dem Auto, gemütliches Spazierengehen, anschließend Einkehr in einer Gastwirtschaft, Abendessen, mit dem Auto zurück

Versuchen Sie anschließend, etwas mehr körperliche Aktivität in Ihren Tagesablauf einzuplanen. Beginnen Sie mit leichten Belastungen, die sich ohne Aufwand in Ihr tägliches Leben integrieren lassen. Der neue Wochenplan könnte dann beispielsweise so aussehen:

Plan 2: Leben mit leichter körperlicher Aktivität

Montag:	Nach dem Abendessen $1/_2$ *Stunde zügiges Spazierengehen*
Dienstag:	*Mit dem Fahrrad ins Büro*
Mittwoch:	In der Mittagspause $1/_2$ *Stunde zügiges Spazierengehen*
Donnerstag:	Auf dem Weg zum Büro *Treppensteigen* statt Aufzug
Freitag:	In der Mittagspause *20 Minuten Gymnastik,* abends $1/_2$ *Stunde zügiges Spazierengehen*
Samstag:	*Mit dem Fahrrad zum Bäcker,* nachmittags *im Garten arbeiten*
Sonntag:	*Ausgedehnte Wanderung mit der Familie*

Durch den Einbau einiger körperlicher Aktivitäten haben Sie es geschafft, Ihrem Leben eine neue Richtung zu geben. Rufen Sie sich das Bild vom Ozeandampfer aus der Einführung noch einmal ins Gedächtnis: Sie haben soeben die erste Kurskorrektur vorgenommen, das schwere Schiff beginnt jetzt langsam, in gesündere Gewässer zu steuern. Im Lauf der Zeit können sich die Aktivitäten häufen und ausdehnen, bis sie schließlich die ersten Termine für Ihre bevorzugten Fitnesssportarten einplanen. Bewahren Sie also Ihren ersten Plan gut auf, um ihn später als Vergleich zu Ihrem neuen Lebensstil benutzen zu können. Und belohnen Sie sich selbst für jeden Erfolg, den Sie erreichen, mit einer kleinen Aufmerksamkeit. So „programmieren" Sie Ihr Gehirn darauf, die Veränderungen mit Freude und Genuss wahrzunehmen. Sie sind auf dem besten Weg zu einem gesünderen und längeren Leben!

Gesundheit beginnt im Kopf

Körperliche und seelische Gesundheit sind untrennbar miteinander verknüpft. Wie jede körperliche Erkrankung auch unser Wohlbefinden und damit unsere seelische Gesundheit beeinträchtigt, so wirken sich seelische Erkrankungen und Stress auf unseren körperlichen Gesundheitszustand aus. Ein wirklich gesunder Lebenswandel umfasst körperliche und seelische Aspekte gleichermaßen.

Bei unserem Fitnessprogramm arbeiten Körper und Seele wie eine Mannschaft, in der jeder den anderen anspornt und ihm für das Erreichte auf die Schulter klopft. Wenn Sie durch körperliche Aktivität und Sport ihren Körper trainieren, wird sich gleichzeitig ihr seelisches Wohlbefinden steigern. Und durch den Abbau seelischer Belastungen tragen Sie dazu bei, dass auch Ihr Körper besser in Form kommt.

Ohne ein gesundes seelisches Gleichgewicht wird es Ihnen sehr schwer fallen, die nötige Motivation für ihr körperliches Fitnessprogramm und die Ernährungsumstellung zu sammeln. Oder Sie werden jede Umstellung als Belastung empfinden. Eine gesündere Lebensweise lässt sich aber leichter umsetzen, wenn sie auch mit mehr Lebensqualität und Lebensgenuss verbunden ist. Beginnen Sie Ihr Gesundheitsprogramm also im Kopf!

> „Die Menschen erbitten sich Gesundheit von den Göttern. Dass sie aber selbst Gewalt über ihre Gesundheit haben, wissen sie nicht."
> Demokrit

> Körper, Geist und Seele bilden eine Einheit. Wenn Sie etwas für Ihren Körper tun, bleiben Sie auch seelisch-geistig aktiv. Und wenn Sie sich des Lebens erfreuen, profitiert auch Ihre Gesundheit davon.

Wer gesund bleiben oder werden will, hat mit seinem Willen dazu die besten Voraussetzungen

Die meisten Risikofaktoren wirken wahrscheinlich schon seit Jahren auf Ihren Körper ein. Sie gehören so sehr zu Ihrem täglichen Leben, dass es Ihnen sicherlich schwer fällt, sich eine Veränderung vorzustellen. Der Mensch ist nun mal ein Gewohnheitstier und

Mit Entschlossenheit und Disziplin einen positiven Gesundheitskurs einschlagen.

nur unter Mühen zu einem Kurswechsel in der Lage. Dafür braucht man Entschlossenheit, Ehrgeiz und Disziplin, ein Einsatz an Willenskraft, den viele Menschen scheuen. Viel einfacher ist es, auf den Erfolg so genannter „Wundermittel" zu vertrauen oder die Gefahren einfach zu ignorieren. Beide Methoden haben einen entscheidenden Nachteil: Sie kosten Sie Lebensqualität und Lebensjahre. Um es deutlich auszudrücken, Sie leben unter schlechteren Bedingungen und sterben früher.

Einsicht ist der erste Schritt zur Besserung – mit dem Kauf eines Gesundheitsratgebers zum Thema Herzinfarkt und Schlaganfall haben Sie also bereits gezeigt, dass Sie sich ernsthaft mit Ihrer Gesundheit auseinandersetzen und bereit sind, etwas dafür zu tun. Sie haben dadurch schon einen ersten Schritt auf dem Weg zu einer verbesserten Gesundheit vollbracht. Und Sie sind dem großen Teil der gefährdeten Menschen, die sich alle Mühe geben, die negativen Auswirkungen ihres Lebensstils auf die eigene Lebenserwartung zu verdrängen, schon einen Schritt voraus. Machen Sie sich diesen kleinen Erfolg bewusst.

Motivation ist erlernbar. Ein trainierter Wille und eine gestärkte innere Einstellung helfen Ihnen dabei.

Wenn Spitzensportler nach einem verlorenen Spiel oder Wettkampf nach den Ursachen für die Niederlage gefragt werden, verweisen sie häufig auf die „mentale", die geistige Einstellung. In vielen Sportarten ist es inzwischen üblich, neben den Trainern für die körperliche Fitness auch so genannte „Motivationstrainer" einzusetzen. Sie sollen den Sportlern dabei helfen, die erarbeitete körperliche Leistungsbereitschaft auch tatsächlich zum Einsatz bringen zu können. Ein durchtrainierter Körper allein reicht nicht aus, um Erfolg zu haben. Auch ein trainierter Wille ist nötig, um selbstbewusst und diszipliniert am Erfolg zu arbeiten.

Das gilt nicht nur für Spitzensportler, sondern auch für Ihr persönliches Gesundheitsprogramm. Sie haben bereits bewiesen, dass Sie über die nötige Motivation verfügen. Jetzt gilt es, diese innere Einstellung zu stärken und weiterzuentwickeln. Betrachten Sie Ihre Motivation und Ihren Willen als weiteren Muskel, der Sie mit

Spezialgymnastik für einen freien Kopf

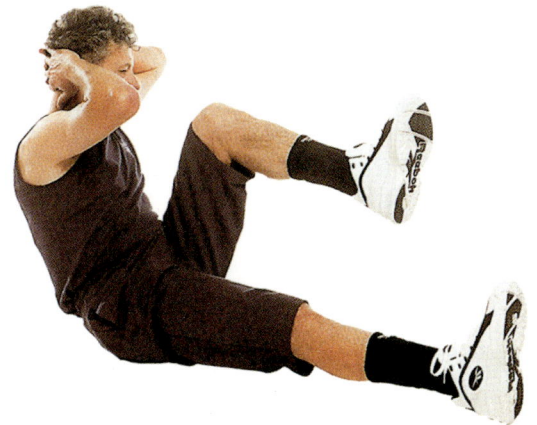

Drehungen: Bewegen Sie sich langsam im Uhrzeigersinn um sich selbst, aber nur so schnell, dass Ihnen nicht schwindelig wird. Diese Übung stimuliert den Gleichgewichtssinn und damit die Hirnaktivität.

Überkreuzübung: Die Hände hinter dem Kopf ineinander legen, Fahrrad fahren und abwechselnd mit dem Ellenbogen das gegenüberliegende Knie berühren. Das stimuliert die Koordination beider Gehirnhälften.

Hängegleiter: Überkreuzen Sie mit lockeren Knien Ihre Füße im Stehen. Kopf nach unten beugen und dann die Arme locker hin- und herschwingen lassen – verbessert die Gehirndurchblutung.

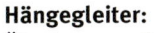

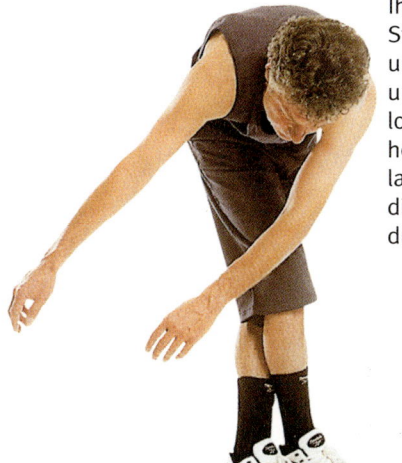

Die „Kobra": Eine bewährte Yogaübung, um sich zu entspannen. Platzieren Sie die Unterarme nach vorne gerichtet unter der Schulter. Danach langsam den Kopf und Brustkorb aufrichten und wieder ablegen.

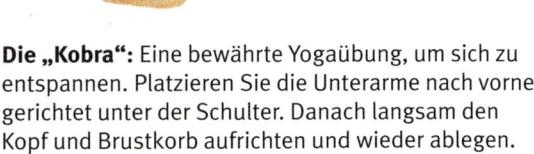

Wie Sie restliche Hürden
mühelos überwinden.

dem richtigen Training in die Lage versetzt, die restlichen Hürden leichter zu überspringen. Werden Sie Ihr eigener Motivationstrainer!

Zur Willensstärke gehören auch die richtigen Mittel

„Jedem Anfang wohnt ein Zauber inne" dichtete Hermann Hesse. Es ist der Reiz des Neuen und bisher Unbekannten, aus dem Sie Kraft für die folgenden Schritte schöpfen können. Nutzen Sie diesen positiven Impuls, der im Betreten von Neuland liegt. Setzen Sie sich das nächste erreichbare Ziel und verfolgen Sie es. Sie müssen nicht sämtliche Veränderungen auf einmal vornehmen, wenn Sie sich dadurch überfordert fühlen. Damit würden Sie nur die eigene Unzufriedenheit steigern und der positiven Motivation entgegenwirken.

Wenn Sie am Beginn einer langen Wanderung sind, rennen Sie auch nicht die erste Steigung im Laufschritt hinauf. Oben angekommen wären Sie schließlich so erschöpft, dass Sie für den Rest des Weges keine Kraft mehr zur Verfügung hätten. Schätzen Sie ihre Kräfte stattdessen realistisch ein und stecken Sie sich erreichbare Ziele. So bringt Sie die erste Steigung zwar

Auch die Kerze hat noch längst nicht ausgedient. Der verstärkte Blutfluss vertieft die Atmung und verbessert die Stimmung – besonders, um stundenlanges Bürositzen auszugleichen.

vielleicht etwas aus der Puste, aber wenn Sie zurückblickend erkennen, dass Sie sie überwunden haben, werden Sie mit Freude und wachsender Zuversicht gleich den nächsten Hügel in Angriff nehmen.

Mit der Kunst der kleinen Schritte stets Ihr Ziel im Auge behalten und konsequent, aber nicht verbissen angehen.

Blättern Sie kurz an den Anfang dieses Buches zurück und werfen Sie einen Blick in die Inhaltsangabe. Sie sehen eine ganze Reihe von Punkten, wie negative Einflüsse Ihre Gesundheit schädigen, und Vorschläge, wie Sie dies ändern können. Fühlen Sie sich erschlagen von der Vielzahl der gesundheitsschädlichen Aspekte in Ihrem derzeitigen Leben? Haben Sie das Gefühl, gar nicht mehr zu wissen, wo Sie mit dem gesünderen Lebensstil beginnen sollen? Dann wechseln Sie die Perspektive!

Ein chinesisches Sprichwort besagt: „Auch die längste Reise beginnt mit dem ersten Schritt." Ziel Ihrer Reise ist es, die eigene Lebensqualität zu verbessern und Ihr Leben zu verlängern. Die Schritte dahin sind Ernährungsumstellung, Gewichtsreduktion, Sport und eine Reihe anderer Maßnahmen. Schieben Sie jetzt das Ziel ganz weit in Ihren Hinterkopf. Richten Sie Ihren Blick auf den ersten Schritt. Wenn Sie den geschafft haben, nehmen Sie den zweiten Schritt ins Visier, dann den dritten und so weiter. Der Weg zum Ziel, der Ihnen jetzt noch unüberwindlich lang und mühselig erscheint, besteht aus vielen kleinen Schritten. Jeder Schritt bringt Sie dem Ziel ein Stück näher und gibt Ihnen einen Motivationsschub für den nächsten Schritt. Nach einer Reihe von kleinen, überschaubaren und gut zu bewältigenden Schritten werden Sie überrascht feststellen, dass Sie am unerreichbar geglaubten Ziel Ihrer Reise angekommen sind.

Steigern Sie die eigene Motivation, indem Sie sich für erreichte Erfolge belohnen. Die größte Belohnung, die Sie für Ihre Anstrengungen erhalten, ist natürlich Ihre verbesserte Gesundheit. Aber wenn Sie sich nach dem Erreichen einzelner Schritte eine kleine Aufmerksamkeit gönnen, setzen Sie für Ihr Gehirn ein positives Signal. Durch die Verknüpfung von erreichtem Erfolg und einer

Belohnen Sie sich für die erzielten Erfolge hin und wieder auch selbst!

Wie Sie sich selbst belohnen und dabei Ihr Wohlbefinden sogar noch steigern können.

Belohnung, die Ihnen Freude bereitet, stärken Sie Ihren Willen, den nächsten Schritt in Angriff zu nehmen. Die Art der Belohnung hängt dabei ganz von Ihren persönlichen Vorlieben ab – ein Entspannungstag im Thermalbad, ein Konzertbesuch oder ein neues Kleid, Hauptsache, Sie machen sich selbst eine Freude.

Möglichkeiten, sich selbst zu belohnen und das eigene Wohlbefinden zu steigern:

- In die Sauna oder ins Dampfbad gehen
- Ins Grüne fahren
- Ein neues Parfüm oder Ohrringe kaufen
- Einen Wochenendurlaub machen
- Fein essen gehen
- Ein Entspannungsbad nehmen
- Ein gutes Buch lesen
- Ein neues Hobby ausprobieren
- Faulenzen
- Zum Frisör oder zur Kosmetikerin gehen
- Ein Konzert-, Opern- oder Theaterbesuch
- Eine Massage
- Ein Spieleabend mit Freunden
- Tanzen gehen
- Malen, Zeichnen oder Fotografieren
- Eine neue Schallplatte/CD kaufen

Erweitern Sie die Liste um Punkte, die Ihnen ganz besonders viel Freude bereiten.

Rückschläge gehören zu unserem Leben. Wenn es mal nicht so klappt, wie Sie es wollten: Schon morgen können Sie es anders machen.

Es wird auf Ihrem Weg natürlich nicht nur Erfolgserlebnisse geben. Zu den schwierigsten Übungen gehört es, bei einem Misserfolg die Frustration nicht zu groß werden zu lassen und deshalb das ganze Vorhaben abzubrechen. Machen Sie sich bewusst, dass Rückschläge zu jeder Entwicklung gehören. Entscheidend ist, wie man Sie bewertet und in den Gesamtprozess einordnet.

Wenn Sie in Ihrem Inneren nicht die Kraft hätten, sich gegen Misserfolge durchzusetzen, könnten Sie nicht einmal aufrecht gehen. Warum das? Beobachten Sie einmal ein kleines Kind, das gerade laufen lernt. Bei seinen ersten Versuchen wird es immer wieder recht unsanft auf dem Allerwertesten landen. Es wird wahrscheinlich vor Wut hin und wieder einen Schreikrampf bekommen, und für uns entsteht der Eindruck, dass es wohl nie gehen lernen wird. Trotz aller Rückschläge wird dieses Kind immer und immer wieder versuchen, auf die Beine zu kommen. Und wie wir alle wissen, wird es das früher oder später auch schaffen.

Beharrlichkeit ist in diesem Fall der Schlüssel zum Erfolg. Wenn Sie mit einem Bruchteil der kindlichen Beharrlichkeit ihr Ziel verfolgen, wird Sie nichts und niemand aufhalten können. Sie werden zwar Rückschläge erleben, aber diese Rückschläge werden für Sie eine Herausforderung zum nächsten Versuch darstellen.

Geduld und Beharrlichkeit führen fast immer zum Ziel.

Stress und Ihr Leben

Auch wenn es manchmal den Anschein hat, ist Stress keine Erfindung unserer Zeit. Die Reaktion unseres Körpers auf Stress folgt einem uralten Programm, das vielen Lebewesen in ihrer natürlichen Umgebung das Überleben sichert.

In Momenten der Gefahr oder Bedrohung wird dabei ganz automatisch eine Kaskade von Umstellungen in den Körperfunktionen ausgelöst. Durch Nervenimpulse und Ausschüttung von Stresshormonen wird im Bruchteil einer Sekunde der Herzschlag beschleunigt, der Blutdruck steigt an, die Atemfrequenz nimmt zu, Stoffwechsel und Blutgerinnung werden angeregt. Diese unbewusst ablaufenden Veränderungen versetzen den Körper in einen Zustand erhöhter Leistungsfähigkeit. Eine sinnvolle Maßnahme, wenn es darum geht, dem Gefressenwerden zu entfliehen, ein Beutetier zu jagen oder sich im Kampf zu behaupten.

Der Begriff „Stress" hat für uns fast immer einen negativen Beiklang. Doch Stress ist auch Teil eines lebensrettenden Mechanismus.

Reaktion auf Stress versetzen den Körper in erhöhte Leistungsbereitschaft, mobilisieren Kraftreserven und machen uns damit bereit für den „Lebenskampf".

Der moderne Mensch kommt äußerst selten in die Verlegenheit, um sein Leben rennen zu müssen. Trotzdem läuft genau die gleiche Kette von Reaktionen in unserem Körper ab, wenn wir uns in einer Situation unter Stress gesetzt fühlen. Erscheint also plötzlich der Chef am Arbeitsplatz und verlangt brüllend, dass eine Arbeit innerhalb der nächsten Stunde fertig werden müsse, reagiert unser Körper wie der einer Gazelle, die sich von einem brüllenden Löwen verfolgt sieht.

Während die Gazelle jetzt rennt und Haken schlägt und dabei die erhöhte Leistungsbereitschaft ihres Körpers nutzt, sitzen wir vor einem Berg Akten am Schreibtisch und bewegen uns allenfalls vom Oberkörper an aufwärts. Die Gazelle wird, wenn ihre Flucht erfolgreich war, die zur Verfügung gestellte Zusatzenergie verbraucht haben und ihre Körperfunktionen relativ rasch wieder in einen Ruhezustand versetzen. Am Schreibtisch dagegen kann der Stress, oder besser die Stressreaktion unseres Körpers, nicht sinnvoll abgebaut werden. Die ursprünglich überlebenssichernde Maßnahme verkehrt sich in ihr Gegenteil und wird durch die Schäden, die sie an Herz und Gefäßen verursacht, zur Gefahr für unsere Gesundheit. Auch wenn sich Stress nicht mit Geräten messen lässt, steht doch inzwischen außer Frage, dass er als Risikofaktor bei der Entstehung von Herz-Kreislauf-Erkrankungen eine bedeutende Rolle spielt.

Das gilt besonders dann, wenn der Stress zum Dauerzustand wird. Wer unter andauerndem Zeitmangel durchs Leben hetzt, beruflich permanent unter Druck steht oder unter einer anhaltenden sozialen Unsicherheit, z. B. Arbeitslosigkeit, leidet, muss mit ernsthaften Schäden an seiner Gesundheit rechnen. Auch Depressionen können körperliche Stressreaktionen zur Folge haben. Schlafstörungen, fehlende Bewegung, vermehrtes Rauchen und Trinken und eine unausgewogene Ernährung wirken als gefährlicher Cocktail auf den Körper von Depressiven.

Entscheidend für die Auswirkungen von Stress auf Ihren Körper ist der Umgang damit. In gewissem Sinn gehört Stress zu einem ganz normalen Leben, und es wird Ihnen nicht gelingen, ihn vollständig zu vermeiden. Um ihn abzubauen, können Sie mehr rauchen, trinken und essen und aus Zeitmangel auf Bewegung verzichten – was dazu führt, dass seine gesundheitsschädlichen Auswirkungen noch verstärkt werden. Oder Sie können sich dazu entschließen, den Stress mit gesunden Mitteln abzubauen.

Flüchten oder kämpfen? Achten Sie auch auf Stressfallen!

Mit der Kombination von körperlichem und geistig-seelischen Training die Belastbarkeit verbessern

Schon die alten Römer erkannten: „Ein gesunder Geist wohnt in einem gesunden Körper." Geist und Körper stehen in einem engen Wechselspiel, die Gesundheit des einen begünstigt das Wohlbefinden des anderen. Es ist deshalb sinnvoll, Ihre Fitnessmaßnahmen auf zwei Beine zu stellen: auf ein seelisches und ein körperliches.

Laufen Sie dem negativen Stress davon!

Bei Ausdauersportarten wird das Gehirn angeregt, Endorphine freizusetzen, körpereigene „Glückshormone", die Ihre Leistungsfähigkeit erhöhen und gleichzeitig Ihre Stimmung anheben. Erfahrene Jogger zum Beispiel berichten davon, dass sie sich beim Sport regelrecht in einen „Rausch" laufen. Nutzen Sie die Möglichkeit, sich durch Sport von seelischen Belastungen „freizulaufen".

Ihre seelische Gesundheit wird auch dadurch verbessert, dass Sie sich in einem gesünderen und leistungsfähigeren Körper einfach wohler fühlen. Ihr Körperbewusstsein wird durch Sport geschärft und negative Einflüsse durch eine dauernde Unzufriedenheit mit dem eigenen Körper reduziert. Außerdem bietet sich beim Sport eine hervorragende Möglichkeit, einmal abzuschalten. Wenn Sie sich beim Laufen auf die eigene Atmung und die Reaktionen Ihres Körpers konzentrieren, fällt es Ihrem Gehirn viel leichter,

Wenn Sie etwas für Ihren Körper tun und körperlich fit sind, strahlt das automatisch auch auf Ihre mentale Fitness aus. Mit ihr sind Sie auch unempfindlich gegen Stress.

die Alltagssorgen loszulassen und neue Kraft zu tanken. Durch Sport verbessern Sie also indirekt auch Ihre geistige Leistungsfähigkeit.

Natürlich funktioniert die Sache auch anders herum: Wenn Sie geistig ausgeglichener und entspannter werden, nimmt auch Ihre körperliche Fitness zu. Ein positiveres Verhältnis zu sich selbst erleichtert es Ihnen, auch Ihren Körper mit all seinen Mängeln und altersbedingten Macken etwas gnädiger zu betrachten. Und durch die Stärkung Ihrer Willenskraft entwickeln Sie die notwendige Entschlossenheit, endlich Ihr körperliches Fitnessprogramm in Angriff zu nehmen.

Versuchen Sie also, unsere Vorschläge zur Steigerung Ihrer geistigen und körperlichen Fitness miteinander zu kombinieren. Durch die positive Verstärkung, die beide Aspekte der Gesundheit aufeinander ausüben, erleichtern Sie sich nicht nur die Umsetzung der Fitnessmaßnahmen. Sie vergrößern dadurch auch die positiven Auswirkungen auf ihre Gesundheit.

Abbau von Negativstress

Es gibt prinzipiell zwei Möglichkeiten, gesundheitsschädlichen Stress abzubauen: Entweder Sie tun etwas gegen den Auslöser des Stress, oder Sie lernen, ihn in einem neuen Licht zu betrachten und ihn von seinen negativen Aspekten zu lösen.

Wichtig ist zunächst einmal festzustellen, was Sie eigentlich unter Stress setzt. Viele Menschen fühlen sich permanent gestresst, aber wenn man sie fragt, was denn die Ursachen für diesen Stress sind, finden Sie keine genaue Antwort. Überlegen Sie sich also zunächst, welche konkreten Stressfaktoren Ihr Wohlbefinden beeinträchtigen. Erstellen Sie eine Liste mit allen Lebensbereichen, in denen Sie sich unter Druck gesetzt fühlen. Seien Sie dabei so genau wie möglich – notieren Sie nicht nur „Arbeit", „Familie",

12 Tipps, wie Sie Ihr Gehirn fit halten und zugleich Stress abbauen können:

So bleiben Sie auch im höheren Lebensalter helle und verfügen zugleich über geeignete Maßnahmen zum Stressabbau.

- Lesen Sie täglich ein, zwei gute Zeitungen.

- Führen Sie ein Tagebuch.

- Frischen Sie alte Sprachkenntnisse auf.

- Gehen Sie als Gasthörer an die Universität oder nutzen Sie die tollen Angebote am Ort Ihrer Volkshochschule.

- Spielen Sie Schach und andere anspruchsvolle Spiele.

- Mäßigen Sie Ihren TV-Konsum und nutzen Sie die Zeit stattdessen zu körperlicher Aktivität.

- Schreiben Sie wieder Briefe.

- Pflegen Sie Freundschaften.

- Besuchen Sie Theater, Kino und Museen.

- Lesen Sie auch Bücher, die Sie fordern.

- Machen Sie sich mit Yoga und anderen Entspannungsübungen vertraut.

- Bleiben Sie neugierig auf alles, was interessant ist.

Was Sie sonst noch
gegen Stress und seine
Fallen tun können.

„Freizeit", sondern „der Zeitdruck, unter dem ich bei der Arbeit stehe" oder „die fehlenden Freunde und Freizeitkontakte, die mich einsam machen".

Bilden Sie dann eine Rangfolge unter den Stressauslösern nach der Bedeutung, die Sie ihnen zumessen. Sie können dafür Schulnoten oder Punkte verteilen, von „1 = ein wenig ärgerlich" bis „10 = Stress der schlimmsten Sorte". So vermeiden Sie, dass Sie im allgemeinen Gefühl des Gestresstseins jeder noch so geringen Ursache eine viel zu große Bedeutung beimessen. Überlegen Sie anschließend, welche Stressauslöser Sie ursächlich bekämpfen können. Wenn Sie unter mangelnden Kontakten und Einsamkeit leiden, suchen Sie sich einen Verein, einen Volkshochschulkurs oder ein Hobby, das Sie mit anderen Menschen zusammenbringt. Wenn Sie sich an Ihrem Arbeitsplatz unter Druck gesetzt oder ungerecht behandelt fühlen, führen Sie mit Ihrem Vorgesetzten oder Kollegen ein klärendes Gespräch. Ordnen Sie Ihre verschiedenen Arbeiten nach der Dringlichkeit und arbeiten Sie sie Punkt für Punkt ab. Das mag Sie zwar Überwindung kosten, aber vielleicht hilft Ihnen folgender Gedanke weiter: Stress ist ein Angriff auf Ihre Gesundheit, und genau wie bei einem körperlichen Angriff haben Sie das Recht dazu, sich dagegen zur Wehr zu setzen.

Auf Ihrer Liste werden sich aber sicher auch eine ganze Reihe von Stressauslösern befinden, gegen die Sie nicht ursächlich vorgehen können. Termindruck am Arbeitsplatz oder eine angespannte finanzielle Lage lassen sich oft nicht vermeiden oder nur langsam verbessern. Trotzdem sind Sie diesen Stressfaktoren nicht hilflos ausgeliefert. Ihre gesundheitsschädigende Wirkung erhalten sie nämlich erst aus der Bedeutung, die wir diesen Faktoren beimessen. Um nochmals einen alten Römer zu Wort kommen zu lassen, diesmal Mark Aurel: „Wenn dir ein äußeres Faktum Schmerzen bereitet, dann ist es nicht das Faktum als solches, was dich quält, sondern dein eigenes Urteil darüber. Und es liegt in deiner Macht, dieses Urteil auszulöschen."

Wie aber soll dieses „Auslöschen" vor sich gehen? Betrachten wir dazu zunächst die Vorgehensweise unseres Gehirns bei der Bildung solcher Urteile. Über die Sinnesorgane nehmen wir äußere Fakten wahr und leiten sie in unser Gehirn weiter. Dort werden die Wahrnehmungen mit einem kontinuierlich ablaufenden Gedankenstrom verknüpft, der einen Kommentar zu unseren Beobachtungen abgibt. Dabei werden die Wahrnehmungen blitzschnell bewertet und Schlussfolgerungen gezogen. In der Psychologie wird dieser meist unbewusst stattfindende Kommentar „automatische Gedanken" genannt. Diese automatischen Gedanken wiederum rufen die zum Kommentar passenden Gefühle hervor.

Ein Beispiel: Sie sitzen in Ihrem Büro, Ihr Vorgesetzter kommt herein, legt einen Aktenstapel auf Ihren Schreibtisch und sagt Ihnen, dass er die Ergebnisse möglichst heute noch braucht. Ein möglicher automatischer Gedanke in dieser Situation wäre: „Er setzt mich immer unter Druck. Das schaffe ich nie in der vorgegebenen Zeit. Ich werde versagen. Ich werde in den Augen meines Vorgesetzten wertlos erscheinen." Die dabei ausgelösten Gefühle werden Angst, Ärger, Frustration und Niedergeschlagenheit sein. Durch die Interpretation Ihrer Wahrnehmung haben Sie aus äußeren Faktoren Stressauslöser gemacht.

Wie ließe sich die Situation anders interpretieren? Ein Vorschlag: „Das ist eine Menge Arbeit, mein Vorgesetzter traut mir einiges zu. Wenn ich mir die Arbeit gut einteile, kann ich vielleicht heute tatsächlich noch fertig werden. Und selbst wenn ich es nicht ganz schaffe, habe ich mein Bestes gegeben und kann mit meiner Leistung zufrieden sein. Wenn ich dafür kritisiert werde, dass die Arbeit nicht bis Feierabend fertig geworden ist, kann ich selbstbewusst meine Leistung verteidigen und den Rest morgen erledigen." Durch diese Interpretation werden Sie Ihre Arbeit entspannter und effizienter in Angriff nehmen. Sie werden zufriedener mit sich selbst sein und nach der Arbeit nicht mit dem Gefühl nach Hause fahren, versagt zu haben.

Wer fit und damit auch gut gegen Stress gewappnet sein will, muss sich entspannen können – seine Gefühle und Gedanken in den Griff bekommen.

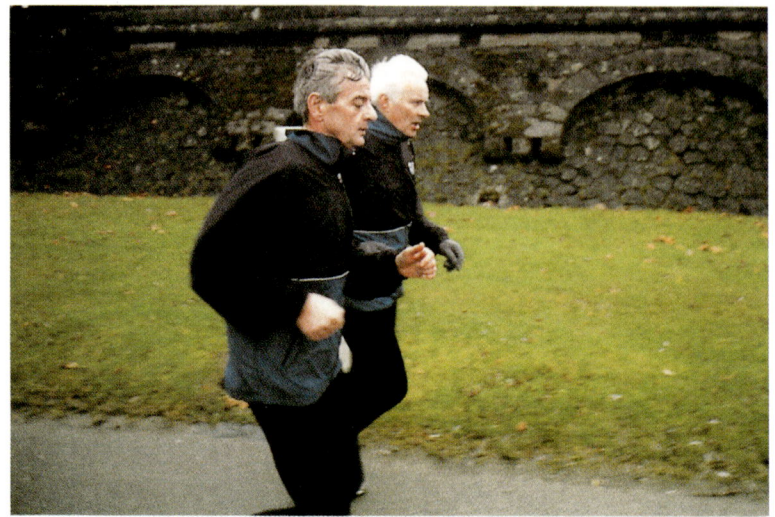

Laufen als Wohlfühltripp und Strategie zur Stressbewältigung. Politiker Joschka Fischer in Begleitung von Fit-for-Fun-Herausgeber Ulrich Pramann.

Die automatische Interpretation unserer Wahrnehmungen ist ein erlernter Prozess. Durch negative Erfahrungen eignen sich viele Menschen im Lauf Ihres Lebens leider eine pessimistische Beurteilungsweise an. Weil es sich dabei aber um eine erlernte Verhaltensweise handelt, lässt sich durch entsprechendes Training auch eine neue Betrachtungsweise erlernen und die alte langsam ersetzen.

Das erfordert eine gewisse Übung. Halten sie zunächst in Situationen, die Sie unter Stress setzen und mit negativen Gefühlen verbunden sind, schriftlich fest, welche automatischen Gedanken Ihren Gefühlen vorausgegangen sind. Überlegen Sie sich, wie Sie die Situation anders bewerten könnten und welche Gefühle dies zur Folge hätte. Es geht dabei nicht darum, sich zu einer optimistischen Beurteilung zu „zwingen", sondern um eine objektivere Betrachtungsweise. Überlegen Sie sich, was Sie einem guten Freund sagen würden, wenn er Ihnen von dieser Situation berichtete. Dieser Perspektivenwechsel erleichtert es Ihnen, die Dinge gelassener und objektiver einzuschätzen.

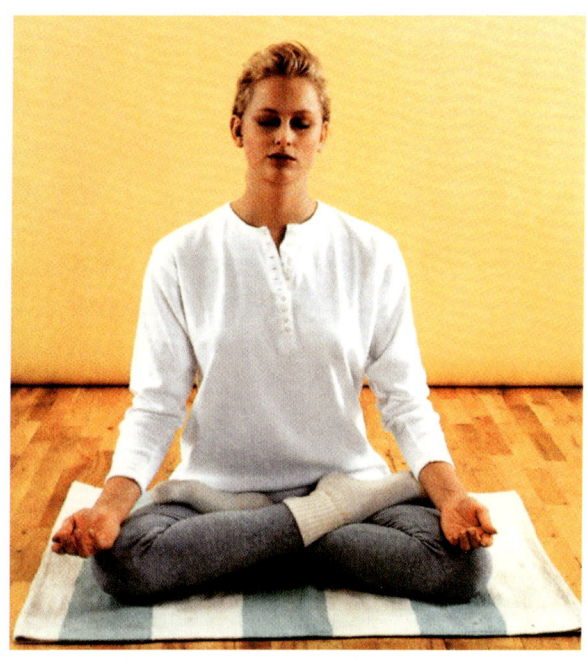

Yoga-Übungen zur Entspannung und als Mittel der Stressbewältigung

Lotos-Stellung: Mit überkreuzten Beinen auf den Boden setzen und die Füße in die Leistenbeuge legen. Die Hände ruhen – Handflächen nach oben – auf den Knien. In dieser Position bleibt der Rücken gerade und die Atmung entspannt.

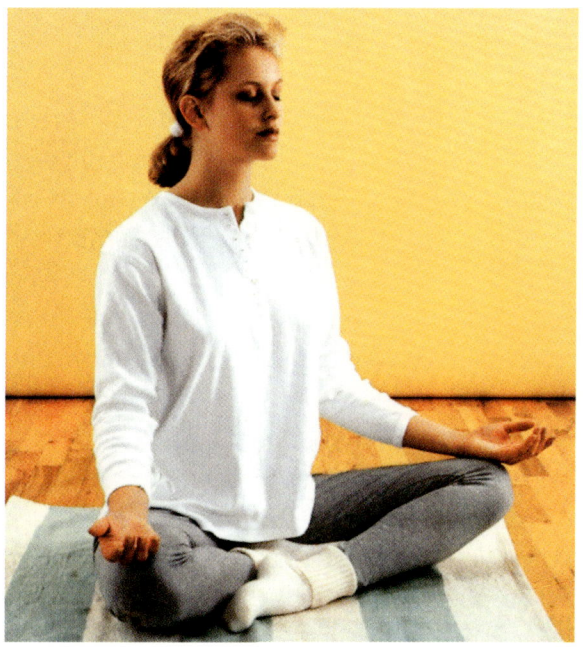

Falls der Lotos-Sitz zu schwer fällt, können Sie es auch mit der „Vollkommenen Stellung" versuchen: Mit überkreuzten Beinen auf den Boden setzen, den Oberkörper aufrichten und die Arme entspannen. Die Hände liegen ganz leicht auf den Knien.

„Wenn man seine Ruhe nicht in sich findet, ist es zwecklos, sie andernorts zu suchen."
La Rochefoucauld

Und nehmen Sie noch einen zweiten Perspektivenwechsel vor: Sie sind nicht nur Opfer, sondern auch Verursacher von Stress – als Vorgesetzter, Elternteil oder Ehepartner. Sie sollten sich in Erinnerung rufen, dass Sie durch den Stress, den Sie bei anderen Menschen verursachen, nicht nur deren Lebensqualität, sondern auch deren Gesundheit beeinträchtigen. Erwarten Sie also nicht nur von anderen Rücksichtnahme auf Ihre Bedürfnisse, sondern gehen Sie mit Ihren Mitmenschen in der gleichen Weise um, wie Sie von ihnen behandelt werden möchten. Handeln Sie nach dem Motto: „Was du nicht willst, das man dir tu, das füg´ auch keinem anderen zu!"

Unter Anspannung und Stress entwickeln viele Menschen einen Kreislauf der negativen automatischen Gedanken. Jede pessimistische Beurteilung und die damit verbundenen Gefühle führen zum nächsten frustrierenden Gedanken. Der Gedankenstrom stabilisiert sich in diesem Zustand der permanenten negativen Selbstbeurteilung. Hier ist es wichtig, diesen Kreislauf zunächst einmal zu unterbrechen. Ein ausgezeichnetes Mittel dazu ist die Übung von „Achtsamkeit".

Beginnen Sie die Übung bei einem Spaziergang oder im Garten. Richten Sie Ihre ganze Aufmerksamkeit auf die Wahrnehmung. Welche Pflanzen sehen Sie, wie sind ihre Farben, wie sind sie gebaut? Gehen Sie ganz nahe heran, um auch die feinen Strukturen erkennen zu können. Fassen Sie sie an, wie fühlt sich die Oberfläche der Blätter an, wie die Rinde? Nach was riechen sie? Hören Sie die leisen Geräusche, die in Ihren Garten dringen? Kinderstimmen, das entfernte Brummen eines Motors, das leise Läuten von Glocken? Spüren Sie, wie der Wind sanft über Ihre Haut streicht?

Konzentrieren Sie sich ganz auf die Wahrnehmung. Wenn Ihnen Gedanken über Ihre Situation oder Belastungen durch den Kopf schießen, lassen Sie sie kommen und gehen. Beobachten Sie ihr Auftauchen und ihr Verschwinden, aber verfolgen Sie sie nicht weiter. Versuchen Sie ganz im Hier und Jetzt zu verweilen, nicht in den Erfahrungen der Vergangenheit oder der angstbesetzten Zukunft. Sie können diese Übung überall und in jeder Situation durchführen, beim Spazierengehen, bei der Hausarbeit oder beim Joggen. Entscheidend sind nicht die Umstände, sondern dass Sie sich ganz der Wahrnehmung der Situation widmen. Sie werden bald bemerken, wie sich Ihr Geist durch diese Atempausen von den Anstrengungen des täglichen Lebens erholt.

Für Seele und Geist immer wieder Erholungspausen schaffen.

Achtsamkeitsübungen sind ein wichtiger Teil der Meditationstechniken im Buddhismus. Aber Sie müssen kein weiterführendes Interesse an den spirituellen Hintergründen haben, um diese Übung für sich selbst und ein gesünderes Leben zu nutzen. Betrachten Sie sie einfach als eine sehr erfolgversprechende Technik, aus dem angestrengten und anstrengenden Gedankenkreislauf auszubrechen und Ihrem Geist eine Erholungspause zu verschaffen.

Wenn Sie es geschafft haben, die eigenen negativen Gedankenketten zu unterbrechen, fällt es Ihnen viel leichter, von einem objektiven Standpunkt aus die automatischen Gedanken zu hinterfragen. Um einen automatischen Gedanken, der Ihr Wohlbefinden beeinträchtigt, auf seine Gültigkeit hin zu überprüfen, sind folgende Fragen hilfreich:

1. Welche Anhaltspunkte sprechen für meine (negative) Interpretation der Situation?
2. Welche sprechen dagegen?
3. Gibt es alternative Betrachtungsweisen oder Erklärungen?
4. Was könnte schlimmstenfalls passieren?
5. Könnten Sie diesen schlimmstmöglichen Ausgang überstehen? Was wäre dazu hilfreich?
6. Was könnte im besten Fall passieren?
7. Was wird realistischerweise wohl passieren?
8. Was würde passieren, wenn Sie Ihre Einschätzung der Situation ändern würden?
9. Was könnten Sie dafür tun?

Machen Sie ab und zu
eine Pause. Erholen
Sie sich an der frischen
Luft. Dann sprudelt
auch der Geist besser.

10. Wenn ein Freund oder eine Freundin in der gleichen Situation wäre und die gleichen Befürchtungen hätte, was würden Sie ihm oder ihr sagen?
11. Wie könnte man die Situation von einem anderen Standpunkt aus betrachten und einschätzen?

Das Üben neuer Denkweisen unterscheidet sich nicht vom körperlichen Training. Sie können beim ersten Waldlauf nicht gleich Höchstleistungen erwarten, und ebenso werden Sie nicht nach dem ersten Hinterfragen der automatischen Gedanken für alle Zeiten optimistischer in die Zukunft blicken. Ihr Gehirn braucht ein regelmäßiges Training, um die früher erlernten negativen und pessimistischen Interpretationsmuster durch etwas Neues zu ersetzen. Auch hier ist Ihr Ehrgeiz und Ihre Bereitschaft zur Veränderung gefragt. Aber der Einsatz wird sich auszahlen. Als Belohnung winken Ihnen eine größere Selbstzufriedenheit, weniger Frustrationen und ein gesteigertes Selbstvertrauen.

Sie rauchen zu viel?

Wie Sie schon bald
jeden Tag die erste
Zigarette liegen lassen.

Genau genommen ist die Überschrift zu diesem Abschnitt ein wenig irreführend. Ein „Zu-viel"-Rauchen gibt es nämlich gar nicht. Jede Zigarette, die Sie im Lauf Ihres Lebens inhalieren, schadet Ihrer Gesundheit und verkürzt Ihre Lebenserwartung. Je mehr Sie rauchen, desto größer wird die Wahrscheinlichkeit, an den Folgen der Sucht zu sterben.

Wenn Sie den Rauch einer Zigarette inhalieren, geben Sie einer ganzen Armee von Giftstoffen und „Radikalen" die Gelegenheit, Ihren Körper anzugreifen. Radikale sind Bruchstücke chemischer Verbindungen, die extrem reaktionsfreudig sind und sich in alle möglichen Stoffwechselprozesse „einmischen", in denen sie eigentlich gar nichts zu suchen haben. Auch wenn der Name

„Radikale" einen anderen Ursprung hat, sind sie in gewissem Sinn mit „Stoffwechselterroristen" zu vergleichen, die ihre Bomben in die Körperzellen schleusen.

„Stoffwechselterroristen" und andere Giftstoffe als Risikofaktoren erkennen und geeignete Gegenmaßnahmen treffen.

An den empfindlichen Innenwänden Ihrer Arterien sorgen diese Giftstoffe dafür, dass sich leichter Ablagerungen bilden. Sie fördern die Entstehung von Blutgerinnseln und verengen Ihre Gefäße. Der Anteil des „schützenden" HDL-Cholesterins im Blut sinkt ab, das gefährliche LDL-Cholesterin steigt an. Durch die Zunahme der Fettpolster in der Körpermitte verschlechtert sich der Zuckerstoffwechsel und die Gerinnungsneigung des Blutes steigt noch weiter an. Durch Rauchen wird ein großer Teil des im Körper befindlichen Vitamin C verbraucht und steht dadurch dem Stoffwechsel nicht mehr zur Verfügung. Dazu kommt ein drastisch erhöhtes Krebsrisiko, die kontinuierliche Zerstörung der lebenswichtigen Lunge, arterielle Verschlusskrankheiten und Raucherbein und eine ganze Reihe weiterer Auswirkungen der Gifte auf Ihren Körper.

Raucher vergiften nicht nur ihren eigenen Körper, sondern schädigen auch die Gesundheit ihrer Mitmenschen. Passivraucher, die zu Hause oder am Arbeitsplatz Zigarettenqualm ausgesetzt sind, haben ein deutlich erhöhtes Herzinfarktrisiko. Für Säuglinge und Kleinkinder bedeutet Passivrauchen einen ganz besonders gravierenden Angriff auf Gesundheit und körperliche Entwicklung.

Der blaue Dunst – auch als Passivraucher leiden Sie darunter.

Obwohl die Auswirkungen des Rauchens allgemein bekannt sind und nicht ernsthaft angezweifelt werden können, machen Forscher in ihren Studien immer wieder eine erstaunliche Feststellung: Raucher sind nach wie vor zum großen Teil davon überzeugt, dass ihre eigene Lebenserwartung nicht geringer als die anderer Leute sei. Woran liegt das? Offensichtlich ist die Hemmschwelle, sich die eigene Sucht einzugestehen, so groß, dass Raucher lieber einer Vogel-Strauß-Taktik folgen: Solange ich die eigenen Risiken nicht zur Kenntnis nehme, kann mir auch nichts passieren. Damit mag man sich das Weiterleben mit der Sucht erleichtern, der eigenen Gesundheit nützt das aber gar nichts.

Rauchen ist Gift. Es fördert den Lungenkrebs, kann zu Herzinfarkt und vielen Gefäßleiden führen.

Der erste Schritt besteht also darin, sich selbst gegenüber ehrlich zu sein. Die simple Wahrheit lautet: Als Raucher werde ich die kommenden Jahre kränker leben als andere, und ich werde um Jahre früher sterben. Solange Sie keine Dritten schädigen, kann Ihnen niemand das Recht nehmen, die eigene Gesundheit zu ruinieren und Ihren verfrühten Tod herbeizuführen. Die Frage ist, ob Sie das wirklich wollen oder ob Sie den Schritt in ein rauchfreies Leben wagen.

Dieser Schritt ist zugegebenermaßen sehr schwierig und wird Sie eine Menge Willenskraft kosten. Mark Twain, der Autor der „Tom Sawyer"-Abenteuer, hat seinen eigenen Kampf mit der Sucht ironisch so beschrieben: „Es gibt nichts Einfacheres, als mit dem Rauchen aufzuhören. Ich selbst habe es schon unzählige Male geschafft." Die Schwierigkeit liegt darin begründet, dass das Gehirn eines Rauchers über viele Jahre auf eine verzerrte Wahrnehmung des Rauchens eingeschworen wird.

Erinnern Sie sich noch an Ihre erste Zigarette? Mit Sicherheit ging es Ihnen dabei genauso wie allen anderen Rauchern: Ihr Körper hat sich mit allen verfügbaren Mitteln gegen die zugeführten Gifte zur Wehr gesetzt. Und Ihr Geruchs- und Geschmackssinn haben Ihnen sicherlich signalisiert, dass der angebliche „Genuss" die Überwindung des natürlichen Ekels und Widerwillens erfordert. Warum haben Sie trotzdem geraucht?

Vielleicht war es eine Frage des Mutes und das Bestreben, im rauchenden Freundeskreis Anerkennung zu finden. Oder es war der Reiz des Verbotenen, der Sie lockte, eine jugendliche Rebellion gegen die Mahnungen des Elternhauses. Oder waren Sie auf der Suche nach von der Zigarettenwerbung versprochener Freiheit und Abenteuer? Was immer Sie zu den ersten Zigaretten ge- oder verführt hat, in Ihrem Gehirn wurde eine enge Verknüpfung zwischen dem Rauchen und sehr intensiven Gefühlen hergestellt. Machen Sie sich bewusst, dass diese emotionalen Verknüpfungen für Ihr jetziges Leben nicht oder nicht mehr gültig sind. Sie brauchen keine Zigaretten mehr, um einem Freundeskreis anzugehören, der Reiz des Verbotenen ist lange vergangen und Freiheit und Abenteuer haben nun wirklich überhaupt nichts mit der Nikotinsucht zu tun.

Es gibt eine Reihe viel versprechender Methoden, die den Ausstieg aus der Sucht vereinfachen, aber es gibt kein Wundermittel, das Ihnen die Sucht über Nacht nehmen kann. Erkundigen Sie sich bei Ihrer Krankenkasse nach speziellen Raucherentwöhnungskursen, die im Rahmen der Gesundheitsvorsorge inzwischen wieder mehr Beachtung finden. Akupunktur, Hypnose und Nikotinpflaster oder -kaugummis können die Entzugserscheinungen lindern und manchen Menschen den Verzicht erleichtern. Wichtig ist es auch hier, das Umfeld in Ihre Anstrengungen mit einzubeziehen. Klären Sie Ihre Familie und Ihre Kollegen darüber auf, dass Sie nicht mehr rauchen wollen, und bitten Sie sie um Unterstützung. Wenn der eine oder andere Raucher darauf mit Scherzen reagiert, machen Sie sich klar, dass dies eine Selbstschutzmaßnahme ist. Im Prinzip weiß derjenige selbst ganz genau, dass auch er an dieser Sucht leidet und Sie ihm mit Ihrer Entscheidung aufzuhören einen Schritt voraus sind. Auch in einem Raucherentwöhnungskurs oder einer Selbsthilfegruppe können Sie wertvolle Unterstützung finden und Ihre Erfahrungen mit anderen Aussteigern austauschen.

Auch für diesen Punkt Ihres Gesundheitsprogramms gilt: Belohnen Sie sich für Ihre Erfolge. Vermeiden Sie dabei aber die „Belohnung" durch Süßigkeiten oder Knabbereien. Durch die Entgiftung wird Ihr Stoffwechsel und Ihr Körper in den ersten vier bis sechs Wochen eine Reihe von Veränderungen durchlaufen. Dazu gehört auch, dass sich Ihr Grundumsatz an Kalorien, der bei Rauchern erhöht ist, auf ein normales Niveau reduziert. Bei gleichbleibender oder erhöhter Kalorienzufuhr in dieser Zeit werden Sie an Gewicht zulegen. Halten Sie deshalb für den kleinen Hunger, den Sie zwischendurch verspüren könnten, stets frisches Obst oder Gemüse bereit. Wenn sich Ihr Geschmacks- und Geruchssinn vom

Sind Sie innerlich bereit, den Schritt in eine rauchfreie Zukunft zu tun, empfehlen sich seriöse Raucherentwöhnungskurse.

Belohnen Sie sich selbst, indem Sie ohne Glimmstängel an einem schönen Urlaubsort die Luft und den Duft der Natur genießen.

Treiben Sie in der ersten Zeit ohne Glimmstängel tüchtig Sport und genießen Sie den völlig neuen Geschmack beim Essen.

permanenten Nikotinnebel befreit haben, werden Sie feststellen, dass Ihnen diese gesunden Nahrungsmittel wesentlich mehr Freude bereiten als früher. Achten Sie auch auf ausreichende Bewegung, um die überschüssigen Kalorien wieder zu verbrennen.

Um die körperlichen Entzugserscheinungen zu reduzieren, bieten sich pharmazeutische Hilfsmittel wie Nikotinpflaster, Nikotinkaugummis oder Entwöhnungsmedikamente an. Die Kosten für diese Hilfsmittel bewegen sich im Rahmen der Ausgaben, die Sie vorher für Ihren Zigarettenverbrauch hatten. Aber auch hier gilt: Diese Mittel sind „Krücken", die Ihnen den Ausstieg erleichtern und körperliche Entzugssymptome vermindern. Der entscheidende Punkt für die Erfolgsaussichten Ihres Entwöhnungsprogramms ist aber Ihre innere Einstellung. Ohne den Willen zur Veränderung und zum Verzicht werden Ihnen auch Berge von Nikotinpflastern nicht helfen!

Der Verzicht auf Zigaretten bringt in kurzer Zeit deutliche Gesundheitsvorteile. Statt unter immer schwereren Auswirkungen der Vergiftung zu leiden, beginnt Ihr Körper schon bald mit einem Gesundungsprozess. Wenn Sie ein Jahr ohne die Sucht durchgehalten haben, ist Ihr Risiko, eine Herzerkrankung zu bekommen, schon auf die Hälfte abgesunken. Je eher Sie den Schritt in ein rauchfreies Leben wagen, desto größer sind die gesundheitlichen Vorteile. Und selbst wenn Sie schon einen Herzinfarkt hatten, können Sie durch einen sofortigen Rauchstopp Ihr Risiko, an den Folgen der Sucht zu sterben, auf die Hälfte reduzieren.

Sie trinken zu viel?

Im Gegensatz zu Zigaretten, die in jeder Menge Ihre Gesundheit angreifen und Ihr Leben verkürzen, sind die Auswirkungen des Alkohols dosisabhängig. Es ist inzwischen unbestritten, dass eine geringe Menge Alkohol die Gefahr, eine Herz-Kreislauf-Erkrankung zu entwickeln, deutlich senkt. Menschen, die vollständig auf Alkohol verzichten, haben ebenso ein erhöhtes Herzinfarktrisiko wie diejenigen, die zu viel trinken.

Dabei ist der Rahmen, in dem sich Alkohol günstig auf die Gesundheit auswirkt, sehr eng gesteckt. Etwa ein Viertelliter Wein oder zwei halbe Liter Bier enthalten die wohl gesündeste Menge Alkohol pro Tag. In dieser niedrigen Dosierung wirkt Alkohol der Bildung von Blutgerinnseln entgegen, steigert den Anteil des „schützenden" HDL-Cholesterin im Blut, fängt gefährliche „Radikale" (Sie erinnern sich, die „Stoffwechselterroristen") ab und senkt den Blutdruck. Entgegen der landläufigen Meinung spielt es dabei keine Rolle, in welcher Art Sie den Alkohol zu sich nehmen. Ob Rotwein, Bier oder Schnaps, wichtig ist nur die zugeführte Menge. Eine Einheit Alkohol pro Tag, das bedeutet eine Flasche Bier, ein Viertelliter Wein oder ein Schnaps, hat den besten gesundheitsschützenden Effekt.

Studien, die sich mit dem Herzinfarktrisiko in verschiedenen Ländern auseinandersetzen, bestätigen dies. Franzosen haben, bedingt durch ihre Essgewohnheiten, im Durchschnitt einen deutlich höheren Cholesterinspiegel und Blutdruck als Amerikaner. Trotzdem ist das Herzinfarktrisiko für Amerikaner mehr als doppelt so groß. Ein wichtiger, wenn auch wahrscheinlich nicht der einzige Schutzfaktor scheint dabei der in Frankreich sehr beliebte Rotwein zu sein – nicht weil es Rotwein ist, sondern wegen des enthaltenen Alkohols.

Aber Vorsicht, dies bedeutet nicht, dass Sie sich durch große Mengen Alkohol „gesundtrinken" können. Bei steigender Alkoholzufuhr geht der schützende Effekt nicht nur verloren, er verkehrt sich in sein Gegenteil. Der Alkohol führt dann zu einem deutlichen Blutdruckanstieg, einem Risikofaktor für Herz-Kreislauf-Erkrankungen. Außerdem ist Alkohol sehr kalorienreich und begünstigt damit die Entwicklung von Übergewicht. Besonders Biertrinker haben mit diesem Problem zu kämpfen.

Wie immer kommt es auf das richtige Maß und die Dosierung an.

Alkohol hat ein Doppelgesicht: Für viele, die damit umgehen können, sind alkoholische Getränke ein entspannendes Genussmittel. Für eine nicht unbeträchtliche Minderheit dagegen ist Alkohol eine Droge, die man nicht verharmlosen darf.

Wie Sie sich Klarheit verschaffen können, ob eine Suchtgefährdung durch Alkohol vorliegt.

Wenn Sie sich Klarheit darüber verschaffen wollen, ob bei Ihnen eine konkrete Suchtgefährdung durch Alkohol vorliegt, bearbeiten Sie bitte folgenden Kurzfragebogen des Max-Planck-Instituts für Psychiatrie in München:

1. Leiden Sie in letzter Zeit häufiger an Zittern der Hände?

2. Leiden Sie in der letzten Zeit häufiger an einem Würgegefühl (Brechreiz), besonders morgens?

3. Wird das Zittern und der morgendliche Brechreiz besser, wenn Sie etwas Alkohol trinken?

4. Leiden Sie in der letzten Zeit an starker Nervosität?

5. Haben Sie in Zeiten erhöhten Alkoholkonsums weniger gegessen?

6. Hatten Sie in der letzten Zeit öfter Schlafstörungen oder Alpträume?

7. Fühlen Sie sich ohne Alkohol angespannt und unruhig?

8. Haben Sie nach den ersten Gläsern ein unwiderstehliches Verlangen, weiterzutrinken?

9. Leiden Sie an Gedächtnislücken nach starkem Trinken?

10. Vertragen Sie zur Zeit weniger Alkohol als früher?

11. Haben Sie nach dem Trinken schon einmal Gewissensbisse (Schuldgefühle) empfunden?

12. Haben Sie ein Trinksystem versucht (z. B. nicht vor bestimmten Zeiten zu trinken)?

13. Bringt Ihr Beruf Alkoholtrinken mit sich?

14. Hat man Ihnen an einer Arbeitsstelle schon einmal Vorhaltungen wegen Ihres Alkoholtrinkens gemacht?

15. Sind Sie weniger tüchtig, seitdem Sie trinken?

16. Trinken Sie gerne und regelmäßig ein Gläschen Alkohol, wenn Sie allein sind?

17. Haben Sie einen Kreis von Freunden und Bekannten, in dem viel getrunken wird?

18. Fühlen Sie sich sicherer und selbstbewusster, wenn Sie Alkohol getrunken haben?

19. Haben Sie zu Hause oder im Betrieb einen kleinen versteckten Vorrat an alkoholischen Getränken?

20. Trinken Sie Alkohol, um Stresssituationen besser bewältigen zu können oder um Ärger und Sorgen zu vergessen?

21. Sind Sie oder/und Ihre Familie schon einmal wegen Ihres Trinkens in finanzielle Schwierigkeiten geraten?

22. Sind Sie schon einmal wegen Fahrens unter Alkoholeinfluss mit der Polizei in Konflikt gekommen?

Zur Auswertung: Jede mit „Ja" beantwortete Frage erhält einen Punkt, die Fragen 3, 7, 8 und 14 erhalten bei einem „Ja" vier Punkte.

Bei einer Gesamtpunktzahl von 6 und mehr liegt eine Alkoholgefährdung vor. Sie sollten sich rechtzeitig um professionelle Hilfe bemühen.

Die Weltgesundheitsorganisation WHO kennt über 200 Definitionen des Alkoholismus. Eine der klarsten davon lautet: Wer durch sein Trinken ernsthafte Schwierigkeiten mit der Gesundheit, seiner Familie und im Beruf bekommt, ist sehr wahrscheinlich Alkoholiker.

Alkoholismus ist nach wie vor bei uns in Deutschland, aber auch in unseren Nachbarländern sozial-medizinisches Problem Nr. eins.

Alkohol ist einer der verbreitetsten Suchtstoffe in Deutschland. Seine zerstörerische Wirkung auf den Körper allein ist schon beträchtlich, im Gegensatz zur Zigarettensucht hat er aber auch Auswirkungen auf die psychische und soziale Situation des Betroffenen. Die Entwicklung einer Alkoholabhängigkeit ist ein langsamer und schleichender Prozess, und oftmals müssen die angerichteten Schäden ein enormes Ausmaß erreichen, bis die Betroffenen ihren Alkoholkonsum als Sucht erkennen.

Seien Sie deshalb auf der Hut. Wenn Sie sich selbst schon Gedanken gemacht haben, ob Sie vielleicht zu viel trinken, sollten Sie Ihren Alkoholkonsum schonungslos und ehrlich beobachten. Wenn Sie von Anderen auf Ihre Trinkgewohnheiten angesprochen werden, sollte dies für Sie ein deutliches Warnsignal sein. Nehmen Sie solche Hinweise nicht auf die leichte Schulter. Überprüfen Sie, wie viel Alkohol Sie täglich zu sich nehmen. Ein halber Liter Wein oder vier Flaschen Bier enthalten genügend Alkohol, um Ihre Gesundheit zu gefährden. Beobachten Sie, in welchen Situationen Sie trinken. Wenn Alkohol immer dann ins Spiel kommt, wenn Sie unter Stress stehen und sich entspannen wollen, oder dazu dient, Ihre niedergeschlagene Stimmung aufzubessern, sind das Hinweise auf eine drohende Suchtgefahr.

Es gibt Wege aus der Sucht. Dabei sollte als Leitsatz dienen, dass eine einmal erworbene Alkoholkrankheit nicht ursächlich heilbar ist, wohl aber mit Hilfe von Fachleuten und Selbsthilfegruppen dauerhaft zum Stillstand gebracht werden kann.

Der schwierigste Schritt für einen Alkoholiker ist die Einsicht in die eigene Abhängigkeit. Wenn Sie das Gefühl haben, dass Alkohol in Ihrem Leben zu einem Problem geworden ist, sollten Sie unbedingt professionelle Hilfe suchen. Machen Sie sich bewusst, dass Alkoholsucht kein Problem ist, mit dem Sie allein fertig werden können. Wenden Sie sich an eine Person Ihres Vertrauens, Ihren Hausarzt, Ihren Geistlichen oder an eine Suchtberatungsstelle, um über Ihre Abhängigkeit zu sprechen und gemeinsam nach Lösungsmöglichkeiten zu suchen. Diese Beratungsstellen gibt es in jeder größeren Stadt, und sie haben den Vorteil, dass Sie anonym Kontakt aufnehmen können. Immer häufiger bieten auch Arbeitgeber diese Beratungsmöglichkeiten für Suchtgefährdete oder suchtkranke Mitarbeiter an. Selbsthilfegruppen, wie die Anonymen Alkoholiker, können Ihnen dabei behilflich sein, das eigene Suchtverhalten einzuschätzen und in der Gemeinschaft mit anderen Betroffenen einen Ausstieg aus der Abhängigkeit zu erreichen.

Für „trockene" Alkoholiker und Alkoholgefährdete gilt natürlich ein striktes Alkoholverbot. Die schützende Wirkung des Rotweins können Sie aber ersetzen: Rotem Traubensaft und grünem Tee werden ähnlich günstige Eigenschaften zugeschrieben. Und im Gegensatz zu Rotwein sind sie garantiert frei von jeglichem Suchtpotenzial und den schädlichen Auswirkungen größerer Alkoholmengen.

Der Weg aus der Sucht ist oft schwer. Wer es jedoch geschafft hat, berichtet über eine wiedergewonnene Freiheit und ungeahnte Qualität des Lebens.

Entspannungstechniken für einen gesunden Schlaf

Zeitmangel, Leistungsdruck, familiäre Belastungen: Der moderne Mensch ist einer Reihe negativer Einflüsse ausgesetzt, die ihn in einen Zustand permanenter Anspannung versetzen. Für die körperliche wie seelische Gesundheit ist es aber unabdingbar, Anspannung und Entspannung abzuwechseln. Inseln der Entspannung in einem anstrengenden Alltag helfen dabei, anstehende Aufgaben mit neuem Elan anzugehen, ausgeglichener auf Belastungen zu reagieren und das eigene Wohlbefinden zu steigern.

Mach' mal Pause: Wer belastet, muss auch für Entlastung sorgen.

Ein entspannter Schlaf ist die Voraussetzung dafür, dass Sie den nächsten Tag im Vollbesitz Ihrer geistigen und körperlichen Kräfte in Angriff nehmen können. Durch Stress ausgelöster Schlafmangel stellt seinerseits einen neuen Stressfaktor für Körper und Seele dar. Wenn Sie den ganzen Tag „unter Strom" stehen, wird es Ihnen aber schwer fallen, den für einen gesunden Schlaf nötigen Entspannungszustand zu erreichen. Seelische Belastungen wirken sich häufig zuerst und am stärksten auf den Schlaf aus. Chemische Hilfsmittel wie Schlaftabletten oder Alkohol können zwar kurz-

Durch gesundes Schlafen erholen Sie sich umfassend.

UNSER TIPP

Gut ist, was gut tut – suchen Sie sich die Entspannungstechnik, die Ihren Vorlieben und Bedürfnissen entgegenkommt und bei der Sie sich am wohlsten fühlen.

fristig das Ein- und Durchschlafen erleichtern, sind aber auf Dauer äußerst ungesunde Schlafbringer. Gerade Alkohol vermindert die Qualität des Schlafs und beeinträchtigt seine erholsame Wirkung. Die im Folgenden vorgestellten Entspannungstechniken verlangen von Ihnen dagegen etwas Übung. Ihr Körper und Ihre Seele werden Ihnen den Einsatz dieser natürlichen und nebenwirkungsfreien Entspannungshilfen aber auf Dauer danken. Die vorgestellten Entspannungsübungen sind dabei als Vorschläge gedacht, die Sie nicht ausnahmslos „abarbeiten" müssen. Lassen Sie sich bei der Wahl der Entspannungstechnik von Ihren eigenen Bedürfnissen lenken.

Das erste und sicherste Zeichen für eine erhöhte Anspannung ist das Atmen. Unter Stress wird die Atmung automatisch schneller und flacher, sie gleicht sich dem körperlichen Spannungszustand an. Eine zusammengesunkene Körperhaltung, nach vorne gefallene Schultern und eine eingezogener Kopf sind nicht nur der körperliche Ausdruck für den Druck, der auf einem Menschen lastet. Durch die beengte Lunge wird auch die Atmung erschwert. Der erste Schritt zu einer gesünderen Atmung ist also eine Änderung der Körperhaltung. Setzen oder stellen sie sich aufrecht hin, nehmen Sie die Schultern zurück und richten sie den Kopf auf. Stellen Sie sich vor, Ihr Körper würde von einem unsichtbaren Faden in die Höhe gezogen, der an Ihrem Kopf befestigt ist. Arme und Hände hängen schlaff herunter, im Stehen sind die Knie leicht angebeugt, nicht ganz durchgestreckt.

Atmen Sie jetzt bewusst langsam ein und aus. Mit der ausströmenden Atemluft sagen Sie leise und langgezogen das Wort „Ruhe". Konzentrieren Sie sich ganz auf die Atmung, spüren Sie, wie die Luft in Ihre Lungen strömt, wie sich Ihr Brustkorb hebt und senkt und das Zwerchfell den Brustraum in den Bauch verlängert. Diese einfache Atemübung können sie überall diskret durchführen, wenn Sie das Wort „Ruhe" nicht aussprechen, sondern beim

Ausatmen mitdenken. In der Straßenbahn, in der Warteschlange vor der Kasse oder am Schreibtisch Ihres Büros – nutzen Sie jede Gelegenheit, durch bewusste Atmung Ihre Anspannung abzubauen und Ihrem Körper eine kleine Erholung zu gönnen.

Die progressive Muskelrelaxation nach Jacobson dient dazu, durch den Wechsel von An- und Entspannung einzelner Muskelgruppen das eigene Körperempfinden zu schulen. Menschen, die unter Anspannung stehen, verkrampfen auch körperlich. Durch bewusste Entspannung der Muskulatur stellt sich auch eine geistige Entspannung ein.

Setzten Sie sich für diese Übung aufrecht und bequem auf einen Stuhl. Die Unterarme liegen auf den Lehnen oder den Oberschenkeln, die Füße stehen fest auf dem Boden, die Knie sind im rechten Winkel gebeugt. Schließen Sie die Augen und gehen Sie in folgender Reihenfolge die einzelnen Muskelgruppen durch:

Auf das richtige Atmen kommt es an.

1. Ballen Sie für einige Sekunden so fest Sie können die Faust. Lassen Sie anschließend die Hand entspannt sinken und beobachten sie dabei, wie sich die Entspannung in Ihrem Unterarm verbreitet. Achten Sie auf das leichte Kribbeln, das Wärmegefühl und die Schwere. Wiederholen Sie die Übung auf der anderen Seite.
2. Spannen Sie den Bizeps an, indem Sie den Oberarm beugen. Halten Sie die Spannung für einige Sekunden und lassen Sie den Arm anschließend locker sinken. Machen Sie die Übung mit dem anderen Arm.
3. Strecken Sie den Arm im Ellenbogengelenk so weit wie möglich durch, um den Trizeps anzuspannen. Halten Sie die Spannung einige Sekunden und entspannen Sie ihn wieder. Führen Sie die Übung mit der anderen Seite aus.
4. Ziehen Sie die Schultern nach oben, so nah wie möglich an die Ohren. Halten Sie sie einige Sekunden in der Spannung und lassen Sie sie anschließend wieder vollständig herabsinken.

Wie Sie schon mit leichten Übungen Stressabbau und den Zustand wohltuender Entspannung erreichen.

Diese Methode heißt „progressiv", weil die An- und Entspannung fortschreitet, bis alle großen Muskelgruppen entspannt sind.

5. Legen Sie den Kopf möglichst weit nach hinten und spannen Sie Ihren Nacken an. Achten Sie gerade im Nackenbereich darauf, dass die Anspannung kräftig ist, ohne Schmerzen zu verursachen. Entspannen Sie den Nacken und lassen Sie den Kopf in eine aufrechte Haltung zurückkehren.

6. Spannen Sie Ihre Gesichtsmuskeln an, indem Sie die Zähne aufeinanderbeißen, die Lippen zusammenpressen, die Backen nach hinten ziehen und Ihre Augen zusammenkneifen. Halten Sie die angespannte Grimasse einige Sekunden und entspannen Sie wieder.

7. Ziehen Sie die Schulterblätter nach hinten und spannen Sie für einige Sekunden die Rückenmuskeln an.

8. Drücken Sie den Bauch ein wenig heraus und spannen Sie die Bauchmuskeln in dieser Position an. Achten Sie darauf, wie sehr das Ihre Atmung einschränkt und um wie viel freier Sie nach dem Entspannen wieder einatmen können.

9. Kneifen Sie Ihre Gesäßbacken zusammen und spannen Sie Ihre Oberschenkel an, indem Sie die Füße flach und fest auf den Boden pressen. Entspannen Sie nach einigen Sekunden die Muskeln wieder.

10. Heben Sie die Fersen an und spannen Sie die Waden an. Lassen Sie die Fersen nach einigen Sekunden wieder locker auf den Boden sinken.

11. Ziehen Sie die Zehen und vorderen Füße nach oben und spüren Sie dabei die Anspannung in der Schienbeinmuskulatur. Entspannen Sie nach einigen Sekunden wieder.

12. Gehen Sie in Gedanken noch einmal die Muskelgruppen durch, spüren Sie der Entspannung in Armen, Rumpf und Beinen nach. Entwickeln Sie allmählich ein Gespür dafür, wie unterschiedlich sich angespannte und entspannte Muskulatur anfühlt.

13. Öffnen Sie anschließend langsam die Augen, recken und strecken Sie sich und nehmen Sie ein paar tiefe Atemzüge.

Wenn Sie wollen, können Sie die Übung zur Muskelentspannung auch direkt vor dem Schlafengehen im Bett liegend durchführen. Wenn Sie dabei den letzten Schritt, der den tiefen Entspannungszustand wieder auflöst, einfach weglassen, ist es gut möglich, dass Sie unmittelbar nach der Übung einschlafen. Für die Durchführung der Muskelrelaxation kann es vorteilhaft sein, wenn Sie eine Übungskassette erwerben, auf der die einzelnen Schritte angesagt werden. So ersparen Sie sich ein lästiges Nachdenken darüber, welche Muskelgruppe als nächste in Angriff genommen wird, und die mit ruhiger Stimme vorgetragenen Anweisungen vertiefen Ihre Entspannung.

Eine sehr verbreitete Entspannungstechnik ist das Autogene Training. Es beruht auf Selbstanweisungen und erfordert, wie der Name schon verrät, eine regelmäßige Übung, um seine Wirksamkeit zu entfalten. Durch Autogenes Training wird nicht nur eine allgemeine Entspannung erreicht, sondern durch gezielte Anweisungen auch Einfluss auf bestimmte Organsysteme und Körperpartien genommen. Wenn Sie sich für diese Entspannungstechnik interessieren, ist es sinnvoll, die Grundlagen unter Anleitung zu erlernen. Kurse zum Autogenen Training werden inzwischen von jeder Volkshochschule angeboten. Die folgende Übung soll Ihnen eine Vorstellung davon vermitteln, wie diese Technik prinzipiell aussieht:

> Konzentrative Selbstentspannung. Abschalten und Erholen sind das Ziel des Autogenen Trainings.

1. Legen Sie sich auf Ihr Bett oder eine andere bequeme Unterlage. Wenden Sie Ihre Aufmerksamkeit auf Arme und Beine. Sagen Sie in Gedanken zu sich selbst: Mein linker Arm wird ganz schwer. Mein rechter Arm wird ganz schwer. Mein linkes Bein wird ganz schwer. Mein rechtes Bein wird ganz schwer. Wiederholen Sie das einige Male. Achten Sie darauf, wie die Schwere Ihre Extremitäten auf den Boden zieht.

Seien Sie vor allem in der Anfangsphase Ihrer Entspannungsübungen nicht zu ungeduldig. Körper wie Geist brauchen Zeit, um sich umzustellen.

2. Sagen Sie sich: Meine Arme und Beine werden angenehm warm. Wiederholen Sie diesen Satz einige Male. Spüren Sie, wie die Wärme in Arme und Beine strömt.

3. Spüren Sie Ihren Herzschlag. Sagen Sie sich: Mein Herz schlägt ruhig und gleichmäßig. Wiederholen Sie den Satz einige Male.

4. Beobachten Sie Ihre Atmung, spüren Sie, wie die Luft ein- und ausströmt. Sagen Sie sich wiederholt: Mein Atem geht ruhig und gleichmäßig.

5. Konzentrieren Sie sich auf den Solarplexus oder Sonnengeflecht, das Nervengeflecht zwischen Brustbein und Bauchnabel. Spüren Sie, wie die Region wärmer wird. Sagen Sie sich einige Male: Mein Sonnengeflecht wird wohlig warm.

6. Konzentrieren Sie sich auf die Stirn. Bemerken Sie, wie sie immer kühler wird. Sagen Sie sich mehrmals: Meine Stirn wird angenehm kühl.

Diese Selbstanweisungen werden im Lauf der Zeit auf andere Körperteile ausgedehnt. So kann man ganz gezielte Entspannungszustände herbeiführen. Aber erwarten Sie nicht gleich zu Beginn ein Wunder: Nicht jeder Mensch wird beim ersten Durchführen dieser Übung sämtliche Veränderungen tatsächlich spüren. Autogenes Training erfordert, wie gesagt, regelmäßige Übung, um erfolgreich angewandt werden zu können.

Meditationen und Yoga sind ebenfalls wirksame Entspannungstechniken. Man muss sich nicht unbedingt für den religiösen oder kulturellen Hintergrund interessieren, um ihre positiven Auswirkungen auf Körper und Geist zu nutzen. Sie können sie ebensogut als Hilfsmittel für ein gesünderes Leben betrachten. Allerdings sind nicht alle Yogaübungen für Menschen mit Herz-Kreislauf-Erkrankungen geeignet. Sie sollten sich also von einem fachkundigen Lehrer in die für Sie passenden Übungen einweisen lassen.

Tai Chi, das chinesische „Schattenboxen", ist nicht nur eine hervorragende Übung zur geistigen Entspannung. Tai Chi dient gleichzeitig der Schulung des Körperbewusstseins und kann bis ins hohe Alter angewandt werden.

Diese Methode ist besonders dann zu empfehlen, wenn Sie unter starker innerer Unruhe leiden und es Ihnen deshalb schwer gefallen ist, sich bei den Techniken, die ruhig sitzend oder liegend durchgeführt werden, tatsächlich zu entspannen. Tai-Chi-Kurse werden ebenfalls von fast allen Volkshochschulen und privaten Schulen angeboten.

Im Gegensatz zu den bisher besprochenen Entspannungstechniken erfordert das Biofeedback den Einsatz spezieller technischer Hilfsmittel. Atmung, Herzschlag oder Blutdruck werden hierbei in Töne oder Lichtimpulse umgesetzt und so für den Entspannungssuchenden wahrnehmbar.

So können Sie Veränderungen in Ihrem Körper, die durch eine geistige Steuerung ausgelöst werden, unmittelbar beobachten. Mit einiger Übung können Sie im Lauf der Zeit diese gezielten Entspannungszustände dann auch ohne die Rückmeldung durch technische Apparate herbeiführen.

Von Qigong bis zu Stressbällen gibt es eine Unzahl weiterer Möglichkeiten, Stress abzubauen und Geist und Körper in ein Gleichgewicht zu bringen. In unserer stressgeplagten Zivilisation ist die Nachfrage nach Entspannung eben sehr hoch. Probieren Sie einfach verschiedene Möglichkeiten aus und treffen Sie dann Ihre Wahl.

Wie auch immer Sie sich entscheiden, behalten Sie Folgendes im Hinterkopf: Die Techniken sollen dazu beitragen, Ihren Stress abzubauen und Ihre Entspannung zu steigern. Machen Sie deshalb aus Ihren Bemühungen keinen Wettkampf. Es geht nicht darum, bei der Umsetzung möglichst erfolgreich zu sein und schneller als andere viel entspannter zu werden. Das einzig Wichtige ist, dass Sie sich selbst etwas Gutes tun und sich wohler fühlen.

Entspannungstechniken, die Sie bis ins hohe Alter anwenden können.

Durch die Maßnahmen zum Stressabbau haben Sie den zweiten wichtigen Kurswechsel mit dem Ozeandampfer vollzogen. Das Schiff beginnt schon deutlich zu reagieren. Halten Sie das Ruder weiterhin fest im Griff und weichen Sie nicht vom angestrebten Kurs ab, und Sie werden den Eisberg bald hinter sich haben.

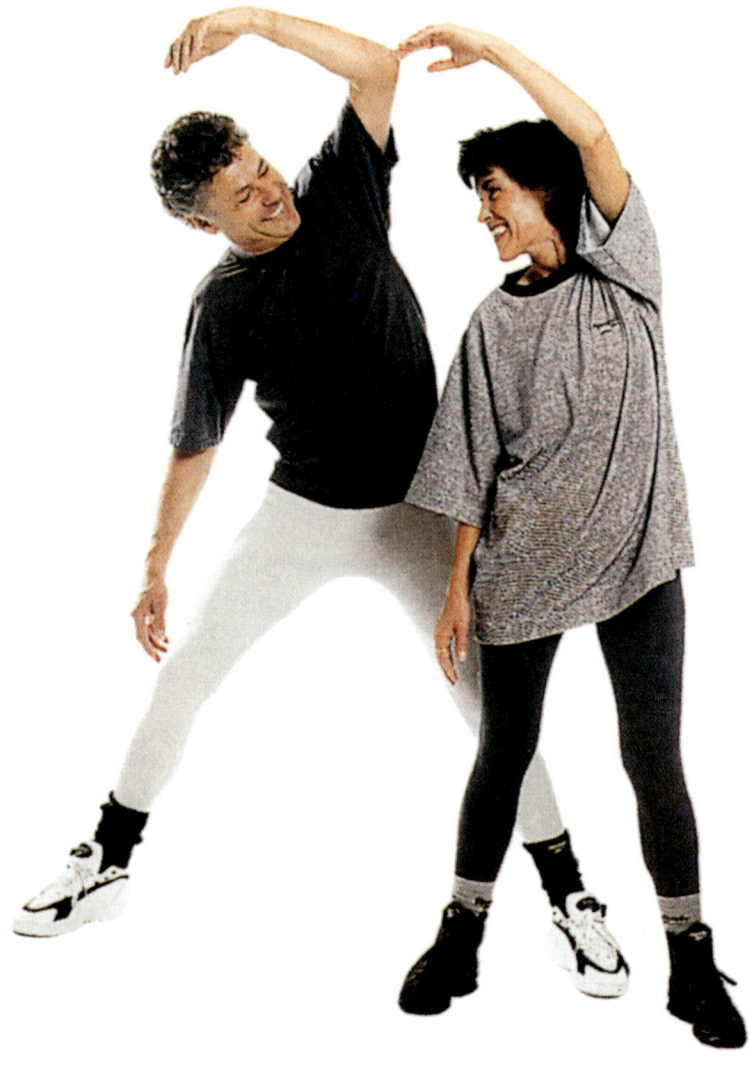

Gemeinsam geht es besser. Schon mit kleinen Kniffen und Übungen können Sie eine Menge erreichen und mit Spaß etwas für Ihr Wohlbefinden tun.

Gut essen – gesund genießen

Von allen Bereichen, die für eine verbesserte Gesundheit von Bedeutung sind, löst die Veränderung von Ernährungsgewohnheiten
wahrscheinlich die größten Abwehrreaktionen aus. Das hängt
zum Teil damit zusammen, dass die meisten von uns seit ihrer
Kindheit mit Vorlieben für und Abneigungen gegen bestimmte
Nahrungsmittel ausgerüstet sind. Der Mensch entscheidet sich im
Allgemeinen nicht rational für eine bestimmte Ernährungsweise,
seine Essgewohnheiten sind meist kulturell geprägt. Eine Ernährungsumstellung ist deshalb für viele Menschen mit einer Reihe
irrationaler Ängste verbunden: Sie befürchten, in Zukunft sehr
viel weniger essen zu dürfen und den Genuss, der mit dem Essen
verbunden ist, gänzlich zu verlieren. Wir wollen Ihnen zeigen,
dass es sehr wohl möglich ist, Genuss und Gesundheit unter einen
Hut zu bringen. Gesunde Ernährung ist nicht gleichbedeutend mit
asketischer Lebensweise. Im Gegenteil: Versuchen Sie, bei Ihren
Bemühungen um eine gesündere Ernährung nicht zu verbissen
vorzugehen. Wenn sich Ihr Denken nur noch um Kalorien und
Pfunde dreht, erschweren Sie sich jeden Schritt zu mehr Gesundheit. Ihr neuer Lebenswandel wird dann zu dem, was er gerade
nicht sein sollte: eine Qual und eine Belastung. Damit tun Sie sich
und Ihrer Lebensqualität keinen Gefallen.

Gehen Sie deshalb auch bei der Ernährungsumstellung schrittweise vor. Überlegen Sie sich, auf welche ungesunden Angewohnheiten Sie am ehesten verzichten können, und fangen Sie
damit an, diese zu verändern. Erst wenn Sie nicht mehr das Gefühl haben, dass es Sie Überwindung kostet, die ersten Schritte
konsequent einzuhalten, nehmen Sie die nächsten in Angriff.
Denken Sie an den Ozeandampfer aus der Einführung, ein schritt-
weiser Kurswechsel bringt den dauerhaften Erfolg. Und streichen
Sie folgendes Wort aus Ihrem Kopf: Selbstvorwürfe. Wenn Sie ein-

Genuss und Gesundheit lassen sich unter einen Hut bringen. Gesunde Ernährung ist nicht gleichbedeutend mit völligem Verzicht.

Kein Grund zur Resignation, wenn es mal Rückschläge geben sollte.

mal über die Stränge geschlagen haben, richten Sie Ihren Blick auf die Gegenwart und versuchen Sie, es am heutigen Tag besser zu machen.

Sie können die Ernährungsumstellung auch mit Hilfsmitteln unterstützen. Mit Hilfe der so genannten „Fettresorptionsverhinderer" wie z. B. Orlistat (Xenical®) wird die Aufnahme von knapp einem Viertel des verspeisten Fettes unterbunden, solange die gesamte Tagesmenge an Fett 60 bis 70 Gramm nicht übersteigt. Es hat also keinen Sinn, diese Medikamente zu schlucken, um ungehindert weiter fettreich essen zu können! Im Gegenteil, wenn Sie trotz Fettresorptionsverhinderern sehr fetthaltige Nahrung zu sich nehmen, werden Sie mit den unangenehmen Begleiterscheinungen eines fettreichen Stuhlgangs konfrontiert. Aber eine Ernährungsumstellung kann mit ihnen sehr effektiv unterstützt werden. Wenn Sie unter sehr ausgeprägtem Übergewicht mit einem Body-Mass-Index von über 30 leiden, übernimmt die Krankenkasse auch die Kosten dieser Unterstützungsmaßnahme. Um es aber nochmals ganz deutlich zu machen: Die Mittel sind als „Krücken" gedacht, die Sie während der Ernährungsumstellung begleiten und die positiven Auswirkungen verstärken. Es liegt aber weiter an Ihnen, ob Sie tatsächlich zu einer konsequenten Umstellung bereit sind.

Eine schrittweise Ernährungsumstellung verspricht keine schnellen Wunder beim Abbau von Übergewicht. Die positiven Effekte auf Ihren Körper werden sich ganz allmählich abzeichnen. Aber wenn Sie nach und nach in den gesünderen Lebenswandel hineinwachsen, werden Sie bemerken, dass er nicht durch Verzicht und Verbote gekennzeichnet ist, sondern durch den Gewinn an Lebensqualität.

Schritt für Schritt auf neuem Kurs

Nützliche Tipps, wenn Sie ohne Verzicht auf Genuss abnehmen oder Ihr Körpergewicht stabil halten können.

- Nehmen Sie sich Zeit beim Essen, und genießen Sie alle Speisen und Getränke.
  Essen Sie kleinere Portionen als gewohnt.
  Machen Sie Pausen während der Mahlzeiten.

- Bevorzugen Sie Fischsorten, Geflügel, frische Gemüse und Salate.
  Essen Sie regelmäßig verschiedene Obstsorten, rohes Gemüse, Kartoffeln, vollwertige Getreideprodukte, um Ihren Appetit zu regeln.

- Gehen Sie großzügig mit frischen Kräutern um.
  Meiden Sie den Extraschuss Sahne, Majonäse, Butter, Salz und Zucker.

- Trinken Sie während der Mahlzeiten bevorzugt kalorienfreie Getränke (z. B. Mineralwasser, grünen Tee), bewerten Sie kalorienreiche Getränke (Bier, Wein, Obstsaft, Milch) nicht als Durstlöscher, sondern wie Zwischenmahlzeiten.

- Machen Sie einen Bogen um Appetithäppchen, z. B. mit Käse und pikanten Garnituren. Essen Sie stattdessen lieber mal Oliven.
  Bringen Sie sich erst gar nicht in Versuchung, z. B. mit dem Aufstellen von Kräckern oder Chips beim Fernsehen.

- Snacks oder Kuchenstückchen sind energiereiche Zwischenmahlzeiten ohne nennenswerten Gehalt an wertvollen Mikronährstoffen (Vitaminen, Spurenelementen, sekundären Pflanzenstoffen).

Wie Sie mit der Kunst der kleinen Schritte Ihr Körpergewicht stabilisieren oder abnehmen können und an Lebensqualität gewinnen.

Was unser Körper braucht

Unser Körper stellt hohe Anforderungen an die Ernährung.

Durch Nahrung versorgen wir unseren Körper mit der notwendigen Energie, die er für sein Funktionieren benötigt. Außerdem dienen die Nahrungsbestandteile als Baustoffe für die unablässig in unserem Organismus ablaufenden Umbaumaßnahmen: Alte und verbrauchte Zellen werden durch neue ersetzt, Muskulatur auf- und umgebaut und Haare und Nägel wachsen. Dafür benötigt der Körper viele Stoffgruppen, die in der Nahrung vorhanden sind. Neben Nährstoffen enthält sie Vitamine, Salze, Spurenelemente, Geschmacks- und Ballaststoffe sowie einen meist recht hohen Anteil an Wasser.

Bei den Nährstoffen unterscheidet man Kohlenhydrate, Fette und Eiweiße. Sie dienen dem Körper als Energiespender. Dabei unterscheidet sich der pro Gramm erzielte Energiegewinn, der biologische Brennwert, ganz erheblich: Bei Fetten ist er mehr als doppelt so groß wie bei Eiweißen und Kohlenhydraten. In Zeiten, als die ausreichende Versorgung mit Kalorien noch nicht gesichert war, machte das fettreiche Nahrungsmittel zu überlebenssichernden Luxusartikeln. Heutzutage kämpfen die Menschen in den Industriestaaten aber überwiegend mit einer Überversorgung an Kalorien, und fettreiche Nahrungsmittel sind zu gesundheitsgefährdenden Risikofaktoren geworden. Dabei sieht man es einem Nahrungsmittel nicht unbedingt an, wie viel Fett es tatsächlich enthält. Neben den sichtbaren Fetten wie Öl, Speisefett und Speck sind in vielen Speisen verborgene Fette enthalten, wie die fein verteilten Fette in Wurst, Käse und Fleisch. Aber: Fett ist nicht gleich Fett. Die gesättigten Fette in Fleisch, Wurst und Milchprodukten sollten bei einer gesunden Ernährung eher gemieden werden und stattdessen der tägliche Bedarf über ungesättigte pflanzliche Fette gedeckt werden.

Ungesättigte pflanzliche Fette vorziehen – gesättigte Fette meiden.

Bei den Kohlenhydraten gibt es die einfachen Kohlenhydrate wie Glukose (Traubenzucker), Fruktose (Fruchtzucker) oder Lak-

Was steckt in der Wurst (je 100 g)?							
Wurst	Energie (kJ)	Eiweiß (g)	Fett (g)	Kohlenhydrate (g)	Ballaststoffe (g)	Vitamine	Natrium (mg)
Wiener Würstchen	1150 (274 kcal)	9,5	25	3	0,1	3 mg Niacin 1 µg B_{12}	980
Salami	2055 (491 kcal)	19,3	45,2	1,9	0,1	8,2 mg Niacin 1 µg B_{12}	1850
Rinderbratwurst	1130 (269 kcal)	12,9	18	14,9	0,7	9,7 mg Niacin 1 µg B_{12}	1090
Schweinswürstchen	1330 (317 kcal)	13,8	24,5	11	0,7	7,3 mg Niacin 1 µg B_{12}	1050
Fettarme Schweinswürstchen	885 (211 kcal)	14,9	13	9,1	1,4	5 mg Niacin 1 µg B_{12}	950
Münchner Weißwurst	1130 (269 kcal)	11,6	24,7	0	0,2	43 µg B_1 130 µg B_2	620
Fertigwurst aus pflanzlichem Eiweiß	920 (219 kcal)	14,1	13,8	9,2	1,7	1,6 mg E 90 µg Folsäure	700

tose (Milchzucker), die natürlicherweise in Früchten, Gemüsen, Getreide und Milchprodukten enthalten sind. Diese Zucker werden vom Verdauungssystem schnell verwertet und im Blut zur Verfügung gestellt, und außerdem signalisieren Sie den Geschmacksknospen an der Zunge: „Diese Nahrung ist süß." In Maßen ist das gesund und schmackhaft zugleich, wenn Sie allerdings einmal darauf achten, in wie vielen der von Ihnen benutzten Nahrungsmittel Zucker zugesetzt wurde, wird Ihnen schnell klar werden, dass auch hier eine Überversorgung stattfindet. Gebäck, Süßigkeiten, Frühstücksflocken, Marmelade, Fertiggerichte und gesüßte Fruchtsäfte und Erfrischungsgetränke sind wahre Zuckerbomben und überschwemmen Ihren Körper bei übermäßigem Genuss

Süßes aus Früchten ist gesund und schützt vor gefährlichem Süßigkeiten-Heißhunger.

mit Kalorien. So schnell, wie diese einfachen Zucker ins Blut aufgenommen werden, so schnell werden sie auch wieder daraus entfernt und im Körper abgelagert. Und schon treibt einen der nächste Hunger zum Kühlschrank. Trotzdem sind die Zuckeranteile nicht das eigentliche Problem bei der Entstehung von Übergewicht. Die meisten Süßigkeiten sind deshalb so schädlich, weil sie gleichzeitig hohe Anteile an Fett verborgen halten! Deshalb kann man durchaus sagen: „Süßigkeiten sind eigentlich Fettigkeiten!"

Auf Kohlenhydrate in Getreide und Gemüse kommt es an: Sie sind der richtige „Treibstoff" für den Körper und machen nicht dick, sondern fit.

Komplexe Kohlenhydrate dagegen, die in Getreide und Gemüse enthalten sind, bilden eine gesunde Alternative in der Kohlenhydratversorgung. Sie werden auch in den nachfolgenden Ernährungstipps eine wichtige Rolle bei der Versorgung des Körpers mit gesunden Kalorien spielen. Sie werden wesentlich langsamer als einfache Zucker ins Blut aufgenommen und bleiben dort auch länger erhalten. Deshalb dauert es nach der Zufuhr von komplexen Kohlenhydraten länger, bis der Blutzuckerspiegel wieder abfällt und sich erneut Hunger breit macht.

Eiweiße oder Proteine sind notwendig für den Aufbau körpereigener Substanzen. Die für eine gesunde Ernährung benötigte Menge schwankt erheblich und ist unter anderem davon abhängig, ob Sie körperlich inaktiv sind oder einer körperlich anstrengenden Arbeit nachgehen und Sport treiben. Eiweiße sind nicht nur in Fleisch und Fisch vorhanden, sondern auch in Hülsenfrüchten, Getreiden, Nüssen und Milchprodukten.

Unverzichtbar: Vitamine, Mineralstoffe und Spurenelemente.

Neben der Versorgung mit Energielieferanten und Baustoffen ist unser Körper auf eine Reihe weiterer Stoffe angewiesen. Zu den bekanntesten gehören die Vitamine und Spurenelemente, die in der Nahrung zwar nur in sehr geringen Mengen vorkommen, aber für eine gesunde Ernährung trotzdem unverzichtbar sind. Mangelerscheinungen durch fehlende Zufuhr dieser Stoffgruppen sind heute zwar in den Industriestaaten eine Seltenheit, trotzdem sollte man sie bei der Wahl seiner Ernährungsform berücksichtigen. Extrem fettarme Diäten zum Beispiel können die Aufnahme der fettlöslichen Vitamine beeinträchtigen. Auch ein erhöhter Vitamin-bedarf bei ungesundem Lebensstil ist zu beobachten. So sinkt der Vitamin-C-Spiegel bei Menschen, die mehr als eine Schachtel Zigaretten pro Tag rauchen, um bis zu 40 Prozent ab.

Salze und Wasser sorgen dafür, dass in unserem Körper ein konstantes „Milieu" herrscht, eine gleichbleibende Verteilung der positiven und negativen Ionen. Vom Kochsalz kann man wohl guten Gewissens behaupten, dass es in unserer täglichen Nahrung in viel zu hoher Dosierung vorkommt. Der vermeintliche Geschmacksverstärker wirkt sich in unserem Körper nämlich fatal auf den Blutdruck aus.

Ballaststoffe werden im Verdauungstrakt nicht aufgelöst und spielen eine wichtige Rolle für die Darmbewegungen und die Verformbarkeit des Stuhls. Die im fortgeschrittenen Alter häufig auftretenden Verstopfungen sind nicht selten durch einen zu geringen Ballaststoffanteil in der Nahrung bedingt.

Ballaststoffe sanieren den Darm.

Ausgewogene Ernährung nach Plan

Mehr noch als körperliche Bewegung und der Verzicht auf schädliche Angewohnheiten wie Rauchen erfordert die Ernährungsumstellung ein hohes Maß an Disziplin. Der Entschluss, ab heute weniger kalorienreich und gesünder zu essen, wird nur dann Aussichten auf Erfolg haben, wenn Sie dabei geplant vorgehen.

Viele Menschen machen im Rahmen von Diäten die Erfahrung, dass sie nicht oder nicht genügend abnehmen. Das liegt oft daran, dass sie sich zwar während der Mahlzeiten an den Diätplan halten, aber die vielen Kalorien nicht mit berechnen, die sie zwischendurch mit Snacks und kalorienreichen Getränken zu sich nehmen. Um erfolgreich Gewicht zu verlieren, sollten sich diese „kleinen Sünden" nicht zu sehr häufen, wenn Sie nicht laufend Ihre eigenen Bemühungen sabotieren wollen.

Zur Kunst der kleinen Schritte gehört auch eine Vorgehensweise nach Plan und mit Disziplin.

Die empfehlenswerte Gesamtmenge an Kalorien, die Sie täglich zu sich nehmen sollten, hängt von Ihrem Kalorienbedarf ab. Wenn Sie diesen Bedarf überschreiten, speichert der Körper die zusätzlich zugeführten Kalorien im Fettgewebe, und Sie entwickeln Übergewicht. Abgesehen von einer erblichen Veranlagung und Krankheiten, die den Kalorienumsatz des Körpers beeinflussen, ist Übergewicht in der überwältigenden Mehrheit aller Fälle durch eine Kombination von falscher Ernährung und Bewegungsmangel begründet. Um überflüssiges Gewicht abzubauen, ist es deshalb sinnvoll, nicht nur die Kalorienzufuhr zu reduzieren, sondern auch den Kalorienverbrauch durch gesteigerte körperliche Aktivität anzukurbeln. Planen Sie also nicht nur Ihre tägliche Ernährung, sondern auch ein Fitnessprogramm. Dadurch stellt sich der erhoffte Erfolg rascher ein, und Sie werden sich selbst leichter dazu motivieren können, konsequent auf diesem gesunden Weg voranzuschreiten.

Die Deutsche Gesellschaft für Ernährung empfiehlt ein Zehn-Punkte-Programm, mit dem Sie Ihre Essgewohnheiten dauerhaft verändern, ohne auf Lebensfreude und Genuss beim Essen verzichten zu müssen:

UNSER TIPP

Kombinierte Bemühungen steigern die Erfolgsaussichten. Wenn Sie Ihre Ernährungsgewohnheiten ändern und gleichzeitig die körperliche Fitness durch Bewegung verbessern, haben Sie die besten Aussichten auf eine erfolgreiche Gewichtsreduktion.

- **Vielseitigkeit ist Trumpf:** Statt eine Liste mit empfohlenen und verbotenen Nahrungsmitteln aufzustellen, ist es sinnvoller, auf eine abwechslungsreiche Ernährung zu achten. Das ist erstens gesund und macht zweitens mehr Spaß als eine strenge Gebot-Verbot-Diät. Es wird Ihnen dadurch leichter fallen, die Ernährungsumstellung konsequent einzuhalten, und Ihr Körper wird mit allem versorgt, was er zur Verbesserung der Gesundheit benötigt.
- **Mehr Getreide und Kartoffeln:** Durch die Kombination von möglichst vollwertigen Getreideprodukten wie Brot, Nudeln, Reis und Getreideflocken sowie Kartoffeln vermeiden Sie bei

der Kalorienzufuhr ein Zuviel an ungesunden und gefährlichen Fetten. Vollkornprodukte enthalten besonders hohe Mengen an Vitaminen, Mineralstoffen, Spurenelementen und Ballaststoffen. Körner und Kartoffeln sind deshalb nicht nur besonders geeignete Energielieferanten, sie versorgen Ihren Körper auch mit gesunden Zusatzstoffen.

Nur eine ausgewogene und vielseitige Ernährungsweise kann die körperliche und geistige Leistungsfähigkeit optimal beeinflussen.

- **Fünfmal täglich Obst und Gemüse:** In mehreren Portionen über den Tag verteilt bilden Obst und Gemüse eine wichtige Quelle für Vitamine, Spurenelemente und Ballaststoffe. Dabei sollten die Zutaten möglichst frisch sein, am besten werden Sie auf dem örtlichen Markt mit diesen Köstlichkeiten versorgt. Achten Sie darauf, Gemüse nicht zu lange zu garen, sonst werden hitzeempfindliche Vitamine zerstört. Durch mehrere kleine Portionen im Lauf des Tages statt dreier ausgedehnter Mahlzeiten vermeiden Sie, dass Sie der „kleine Hunger zwischendurch" dazu verleitet, auf ungünstige Energielieferanten wie Süßigkeiten und Knabbereien zurückzugreifen.

- **Milchprodukte täglich, Fisch wöchentlich, Fleisch in Maßen:** Sie müssen Fleisch und Wurst nicht ganz vom Speiseplan streichen, um gesünder zu leben. Im Gegenteil: Durch die hohe Konzentration an verfügbarem Eisen und B-Vitaminen sind Fleischprodukte ein wichtiger Bestandteil der Ernährung. Eine Menge von 300–600 Gramm pro Woche sind dafür jedoch vollkommen ausreichend. Der bei uns übliche übermäßige Fleischverzehr dagegen ist nicht gesund. Milchprodukte sind reich an wichtigem Calcium, und Fisch ist ein sehr gesunder Eiweißlieferant.

- **Haben Sie ein Auge auf Fette:** Fett ist ein hervorragender Geschmacksträger und deshalb in vielen Speisen im Übermaß vorhanden. 70 bis 90 Gramm Fett täglich, möglichst pflanzliche Fette hoher Qualität, versorgen den Körper mit der notwendigen Menge essenzieller Fettsäuren und fett-

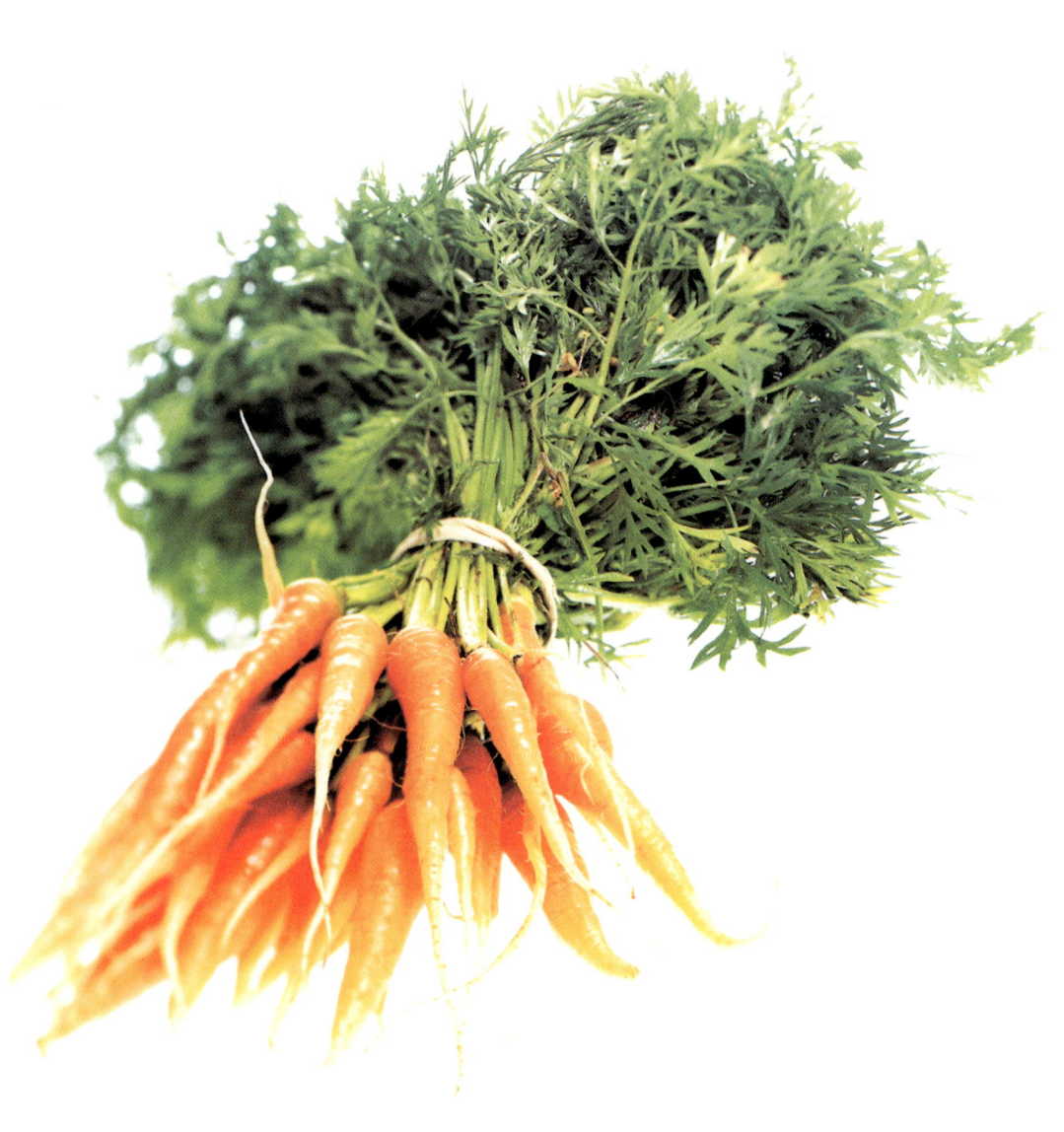
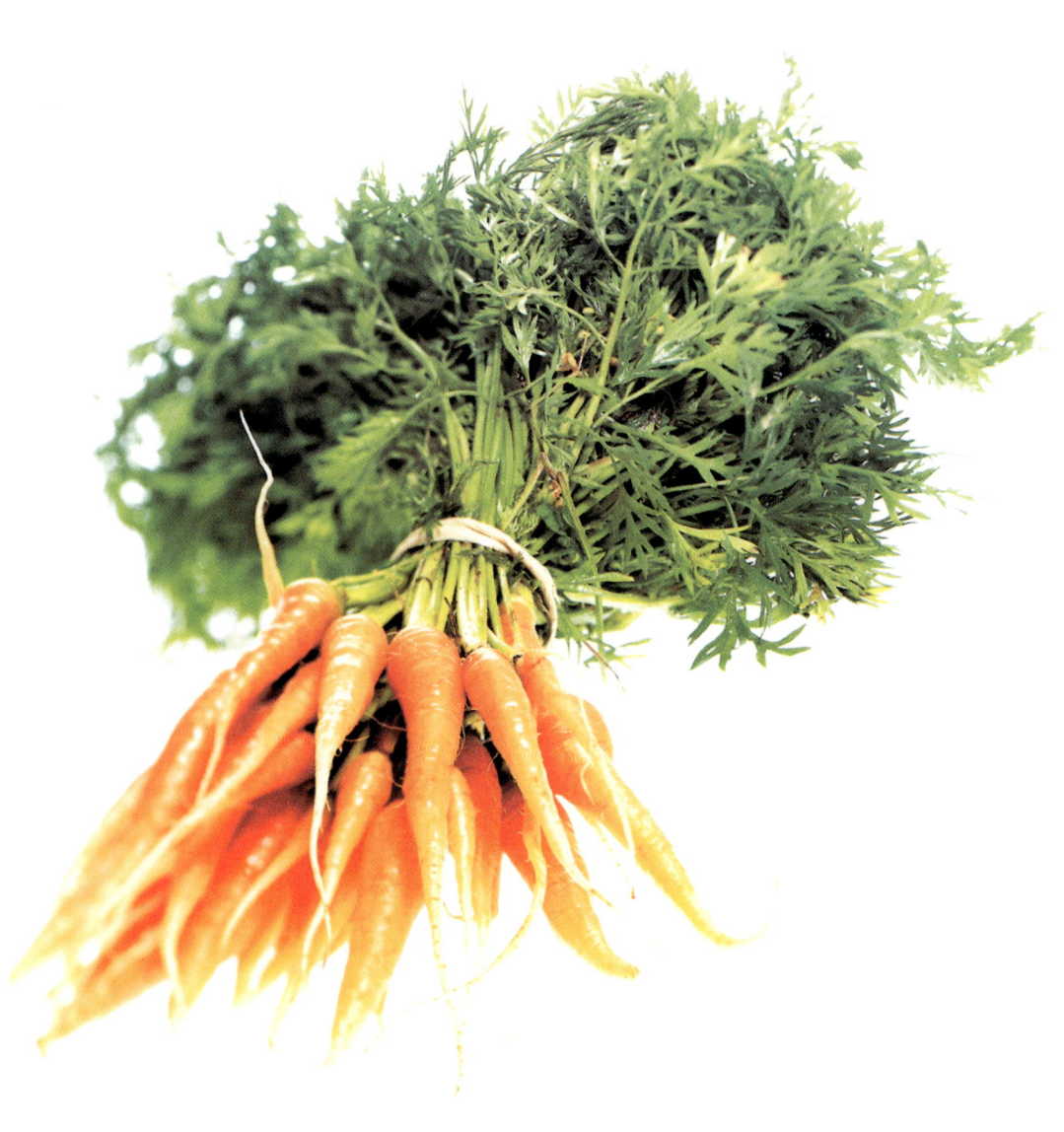

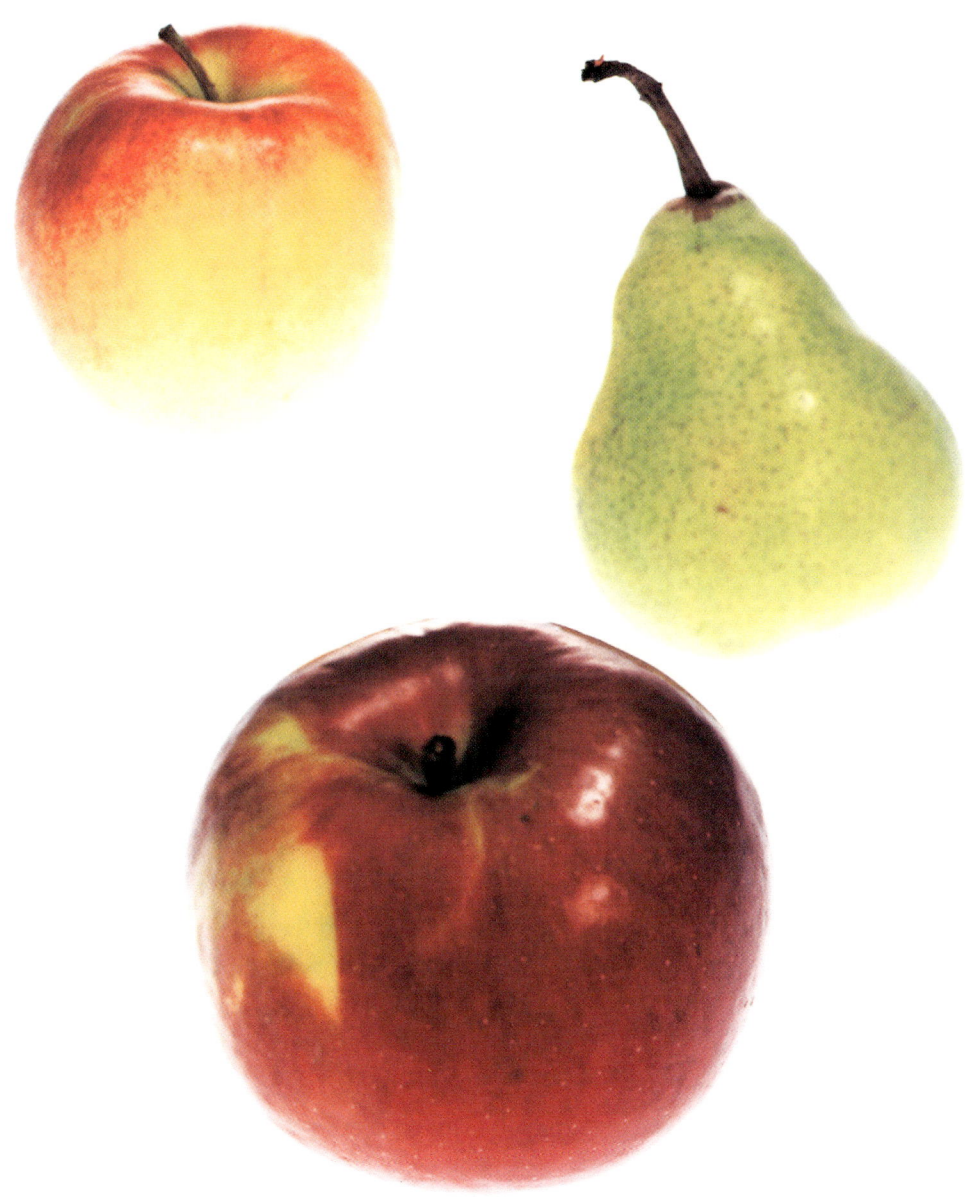

In mehreren Portionen über den Tag verteilt bilden Obst und Gemüse eine wichtige Quelle für Vitamine, Spurenelemente und Ballaststoffe. Am besten schmeckt alles frisch vom örtlichen Markt.

Fett ist nicht gleich Fett – auf fettärmere Lebensmittel achten.

löslicher Vitamine. Diese Menge reicht außerdem völlig als Geschmacksträger aus. Achten Sie beim Einkauf von Fleisch, Wurst und Milchprodukten immer auf die enthaltenen Fettmengen und geben Sie fettärmeren Sorten stets den Vorzug.

- **Salz und Zucker in Maßen:** Salz ist für den Körper lebensnotwendig und macht Speisen schmackhaft, aber auf die Menge kommt es an. Frische Kräuter und Gewürze sind abwechslungsreicher und haben gegenüber Salz den Vorteil, dass sie keinen negativen Einfluss auf Ihren Blutdruck haben. Reduzieren Sie Ihren Salzverbrauch schrittweise, sonst haben Sie das Gefühl, sämtliche Speisen schmecken fade. Ihr Geschmackssinn muss sich erst wieder an ein normales Salzniveau in der Nahrung gewöhnen. Achten Sie beim Zucker darauf, wie viele „versteckte" Kalorien Sie beispielsweise durch stark gesüßte Getränke aufnehmen.

Trinken mit Verstand: Unser Körper braucht viel Wasser, aber nicht übermäßig Alkohol.

- **Trinken Sie ausreichend:** Mindestens eineinhalb Liter Flüssigkeit pro Tag sollten Sie für eine gesunde Ernährung zu sich nehmen. Bevorzugen Sie Tee, Kaffee, Mineralwasser und Frucht- oder Gemüsesäfte. Wenn Sie über den Tag verteilt trinken, vermeiden Sie das Auftreten von Hungergefühl und halten gleichzeitig Ihren Flüssigkeitshaushalt in einem gesunden Gleichgewicht. Gerade ältere Menschen sollten unbedingt auf eine ausreichende Flüssigkeitszufuhr achten. Sie neigen häufig dazu, zu wenig zu trinken, weil das Durstgefühl weniger ausgeprägt ist als in jungen Jahren. Stellen Sie sich also schon morgens die Menge an Mineralwasser und Säften bereit, die Sie im Laufe des Tages zu sich nehmen wollen. So haben Sie eine Kontrolle darüber, wieviel Sie tatsächlich im Laufe des Tages getrunken haben.

- **Gehen Sie schonend mit der Nahrung um:** Garen Sie Speisen möglichst kurz und bei geringer Hitze und benutzen Sie für die Zubereitung wenig Wasser und Fett. Dadurch wer-

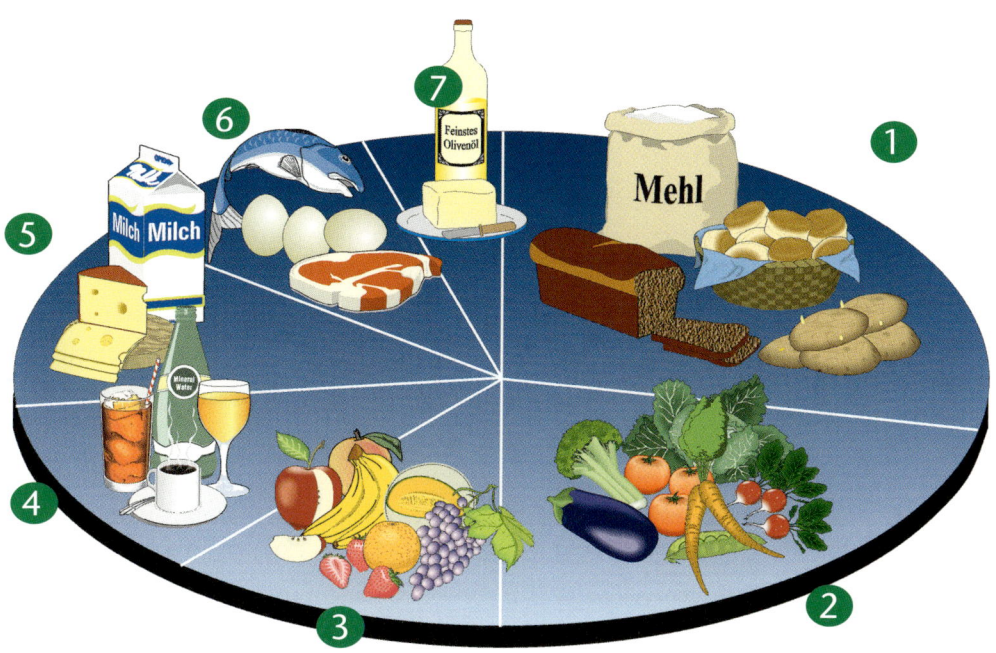

Der Ernährungskreis als Hilfe zur Auswahl Ihrer Lebensmittel.Bevorzugt sollte aus den Gruppen 1–5 ausgewählt, auf Frische und Abwechslung geachtet werden. Von den Lebensmitteln aus der Gruppe 6 und 7 sollte weniger gegessen, die Nahrungsmittel aus Gruppe 6 sollten konsequent abgewechselt werden. Seefisch ist zu bevorzugen.

den empfindliche Inhaltsstoffe geschont, der natürliche Geschmack der Nahrung bleibt erhalten und Sie vermeiden die Bildung schädlicher chemischer Verbindungen in der Nahrung, die bei zu hohen Gartemperaturen entstehen können.

- **Essen Sie mit Genuss:** Nichts ist schädlicher und gleichzeitig unbefriedigender als eine hastig heruntergeschlungene Mahlzeit. Essen dient nicht nur der Versorgung unseres Körpers mit Nährstoffen, es ist auch ein Teil unserer Kultur. Nehmen Sie sich also für das Essen Zeit, und denken Sie daran, dass der Mensch nicht nur mit dem Mund, sondern auch mit den Augen isst. Dann sind Sie nach dem Essen nicht nur satter, sondern auch zufriedener. Außerdem brauchen Sie bei einer genussvollen und gemütlichen Mahlzeit eine geringere Menge an Nahrung, um satt zu werden, weil sich das Sättigungsgefühl rascher einstellt. So verringern Sie Ihre Kalorienzufuhr, ohne sich durch mühsame Selbstbeherrschung zum Nichtessen zwingen zu müssen.

- **Kombinieren Sie Ihre Ernährungsumstellung mit gesteigerter Aktivität:** Bewegung verbrennt nicht nur überflüssige Kalorien und Fettspeicher, sie steigert auch Ihr Wohlbefinden und Ihre Fitness.

Mit einem kombinierten Programm, bestehend aus richtiger Ernährung und körperlicher Aktivität, reduzieren Sie auch viele Krankheitsrisiken.

Wenn es Ihnen gelingt, Ihre Essgewohnheiten nachhaltig zu verändern, werden Ihnen das nicht nur Ihr Herz und Ihr Gehirn danken. Durch den Abbau von Übergewicht und eine gesündere Ernährung reduzieren Sie auch das Risiko, an Diabetes zu erkranken. Und Sie werden gegen die zweite große Gesundheitsgefahr aktiv: Viele Krebsarten werden durch eine gesunde Ernährung und gesteigerte Fitness in der Entstehung bekämpft und am Fortschreiten gehindert.

Das Märchen von den Wunderdiäten

Der Großteil übergewichtiger Menschen greift im Verlauf seines Kampfes mit den Pfunden irgendwann nach dem Strohhalm „Wunderdiät". Die „Schlank in drei Wochen"-Kuren werben mit sagenhaften Erfolgsversprechen bei möglichst geringem Einsatz an Überwindung. Die Nachteile dieser Wunderdiäten bekommen Patienten meist gleich doppelt zu spüren: Der erreichte Gewichtsverlust hält sich in überschaubaren Grenzen, und nach dem Ende der Diät sammeln sich nicht nur die verlorenen, sondern oft auch noch ein paar neue Pfunde an. Das macht diese Diäten nicht nur unnütz, sondern auch ungesund und gefährlich.

Abbildung Seite 103: der Sandwich-Trick. Gesundes Gemüse kann auch mal anders verzehrt werden, und wie man sieht, dazu noch Freude machen.

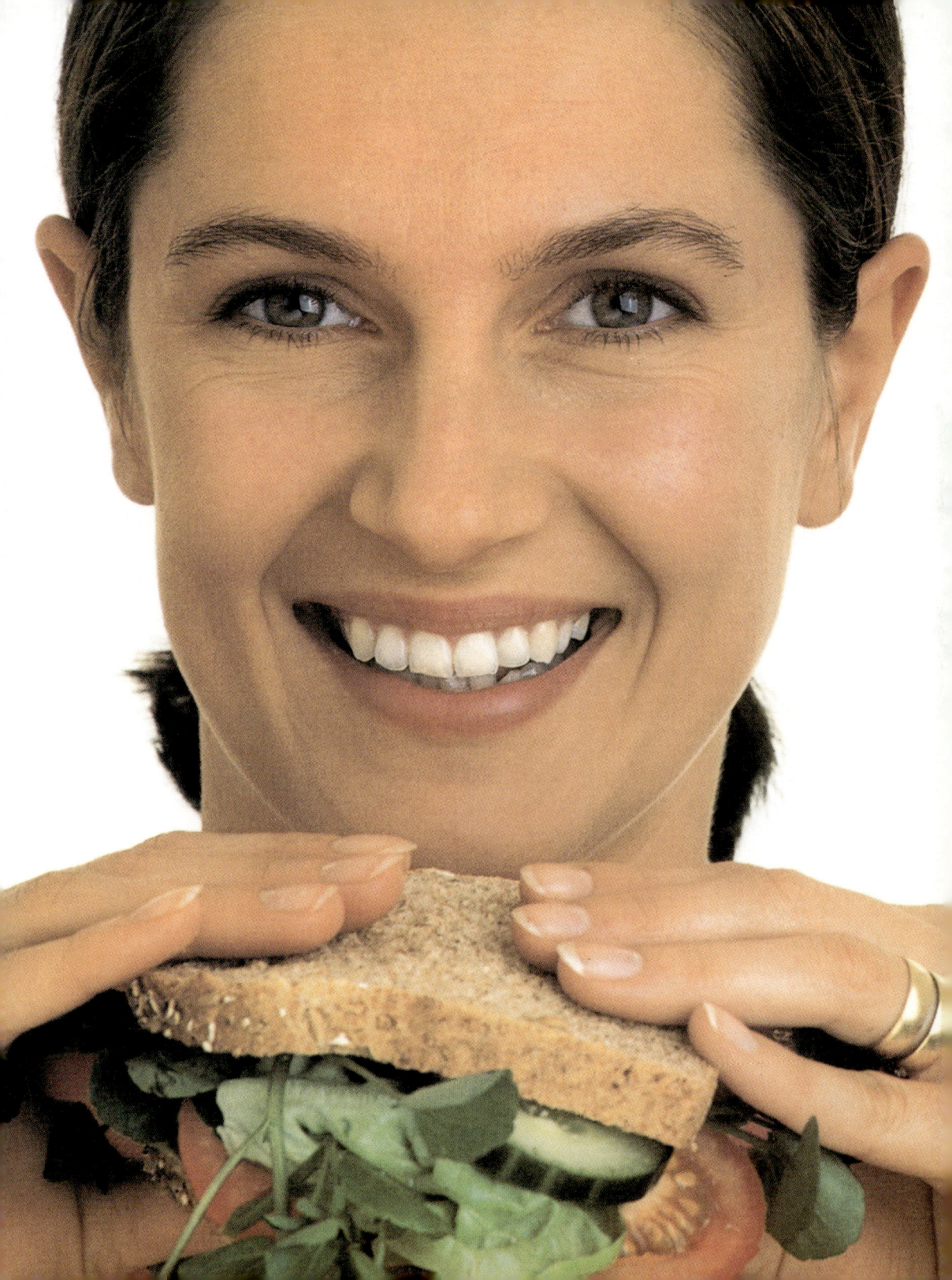

Die meisten Diäten halten nicht, was sie versprechen, und führen nur zum so genannten Jojo-Effekt.

Der Grund für diesen so genannten „Jojo-Effekt" ist leicht zu erkennen: Der menschliche Körper passt sich in seinem Energieumsatz den zur Verfügung stehenden Reserven an. Wenn Sie kurzfristig die zugeführten Kalorien drastisch reduzieren, reagiert Ihr Körper darauf mit einem geringeren Kalorienverbrauch. Das hat zur Folge, dass Sie trotz streng eingehaltener Diät kein oder nur wenig Gewicht verlieren.

Nach dem Ende der Diät wird der reduzierte Energieverbrauch Ihres Körpers sogar zum Kreuz für Ihre Gesundheit. Ihr Stoffwechsel benötigt nämlich eine gewisse Zeit, um auf die wieder angestiegene Kalorienzufuhr zu reagieren. Bis dahin wird ein Großteil der zugeführten Brennstoffe von Ihrem Körper gelagert – in Form von zusätzlichem Fettgewebe. So haben Sie nach der Diät unter dem Strich nicht nur kein Gewicht abgebaut, sondern noch zusätzliches Übergewicht angehäuft. Das treibt Sie zur nächsten Wunderdiät, und der gesundheitsschädliche Kreislauf zwischen wenig Abspecken und viel Fett ansetzen beginnt aufs Neue.

Die Schuld am Misserfolg der Diät schieben sich die Betroffenen dann meist selbst in die Schuhe. So verliert man nicht nur ein Stück Lebensfreude, sondern auch die Motivation, an der eigenen Gesundheit zu arbeiten. Ohne diese Motivation aber wird es jedem Menschen schwer fallen, die für einen gesünderen Lebensstil notwendigen Veränderungen durchzuführen. Statt Ihre Hoffnung auf die leeren Versprechungen dieser Wundermittel zu verschwenden, sollten Sie sich erreichbare Ziele stecken und konsequent an der Umsetzung arbeiten. Eine kurzzeitige Diät mag auf den ersten Blick weniger aufwändig und schwierig als eine dauerhafte Ernährungsumstellung erscheinen. Sie wird Ihnen allerdings kaum langfristige Gesundheitsvorteile bringen. Und sie ist – im Gegensatz zu der von uns vorgeschlagenen Ernährungsweise – auch immer mit einer Reihe von Verboten und Einschränkungen verbunden. Zu einer gesteigerten Lebensfreude trägt das nicht unbedingt bei.

Sie bestimmen Ihr Wunschgewicht und pflegen es

Übergewicht schadet Ihrer Gesundheit auf mehr als eine Weise. Neben der direkten Risikoerhöhung für Herz-Kreislauf-Erkrankungen geht Übergewicht mit einem schädlichen Einfluss auf Blutzucker, Stoffwechsel und Blutdruck einher und begünstigt dadurch die Entstehung weiterer Risikofaktoren. Nutzen Sie also die vielfachen positiven Effekte einer Gewichtsabnahme für ein gesünderes Leben.

Als geeignetste Methode zur Einschätzung der Gewichtsproblematik hat sich der Body-Mass-Index (BMI) durchgesetzt. Er beruht auf dem Verhältnis von Körperoberfläche zu Gewicht und erlaubt eine wesentlich genauere Abschätzung eines vorhandenen Übergewichts. Wenn Sie zusätzlich das Lebensalter in die Rechnung mit einbeziehen, können Sie recht genau einschätzen, wie viel Ihres Körpergewichts aus Fettspeichern besteht.

Die Grenzen, die aus medizinischer Sicht als ein normaler BMI betrachtet werden, sind abhängig vom Lebensalter. Sie sollten nicht gleich in Panik verfallen, wenn Sie einen Punkt über den Normwerten für Ihre Altersgruppe liegen und sich einer normalen Fitness erfreuen. Ein BMI-Wert über 30 ist allerdings als eindeutiges Übergewicht zu betrachten und bringt die erwähnten Gesundheitsrisiken mit sich.

Wichtig für die Bedeutung des Übergewichts ist nicht nur sein Vorhandensein, sondern auch die Verteilung am Körper. Als besonders schädlich für das Herz-Kreislauf-System gilt die typisch männliche Fettverteilung mit ausgeprägtem „Wohlstandsbauch". Die typisch weibliche Fettverteilung mit Polstern an Hüften und Oberschenkeln ist zwar meist für das Selbstwertgefühl sehr problematisch, birgt aber ein deutlich geringeres Herzinfarktrisiko. Wenn mit einsetzenden Wechseljahren die weiblichen Fettpolster am Bauch ausgebaut werden, steigert das auch die Gefahr für

Abbildungen Seiten 106/107: Mit dem BodyMeter, wie er von Freiburger Sportmedizinern entwickelt wurde, können Sie mühelos Ihr Wunsch- bzw. Zielgewicht ermitteln (Seite 106), ebenso die Richtwerte für den täglichen Kalorienbedarf (Seite 107) ablesen.

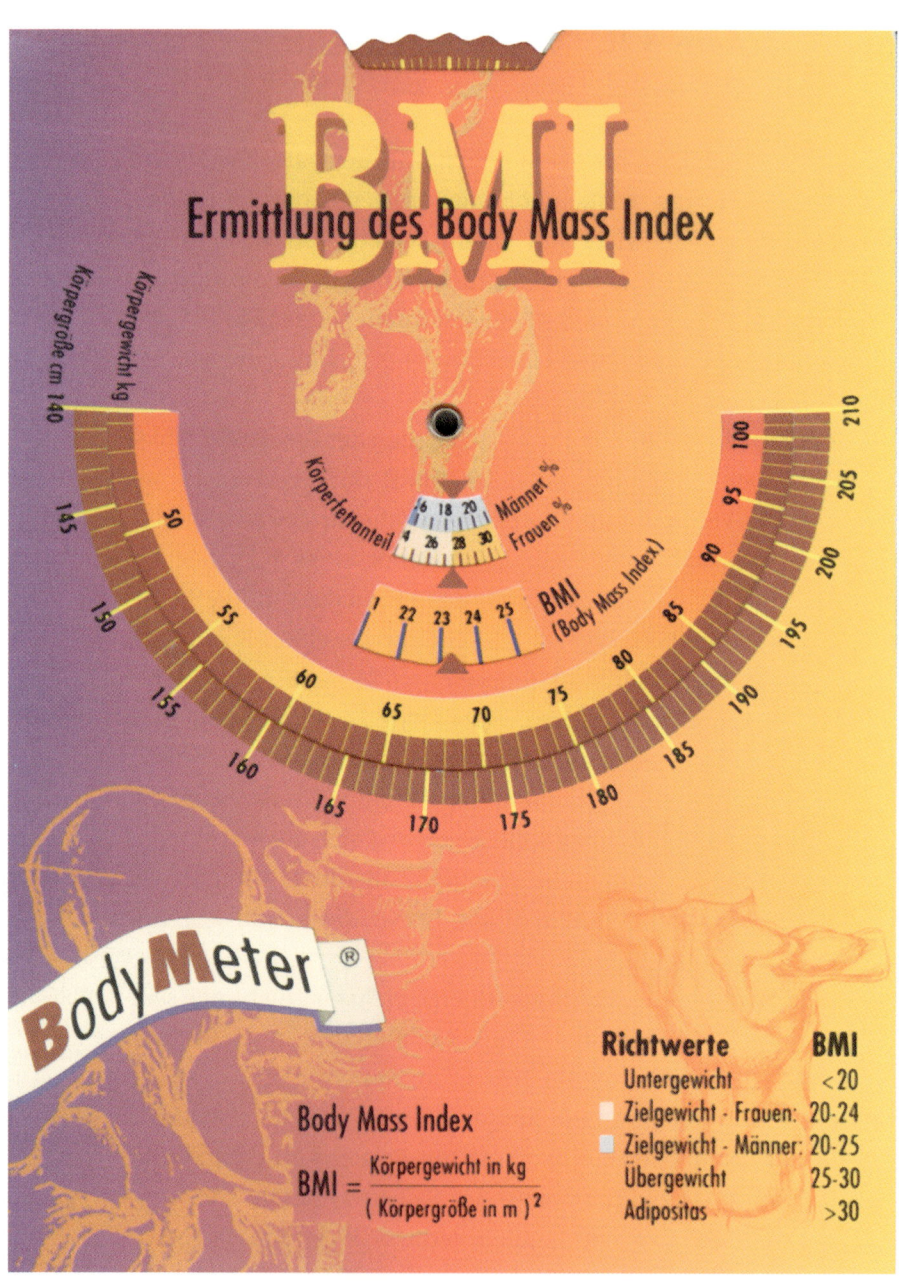

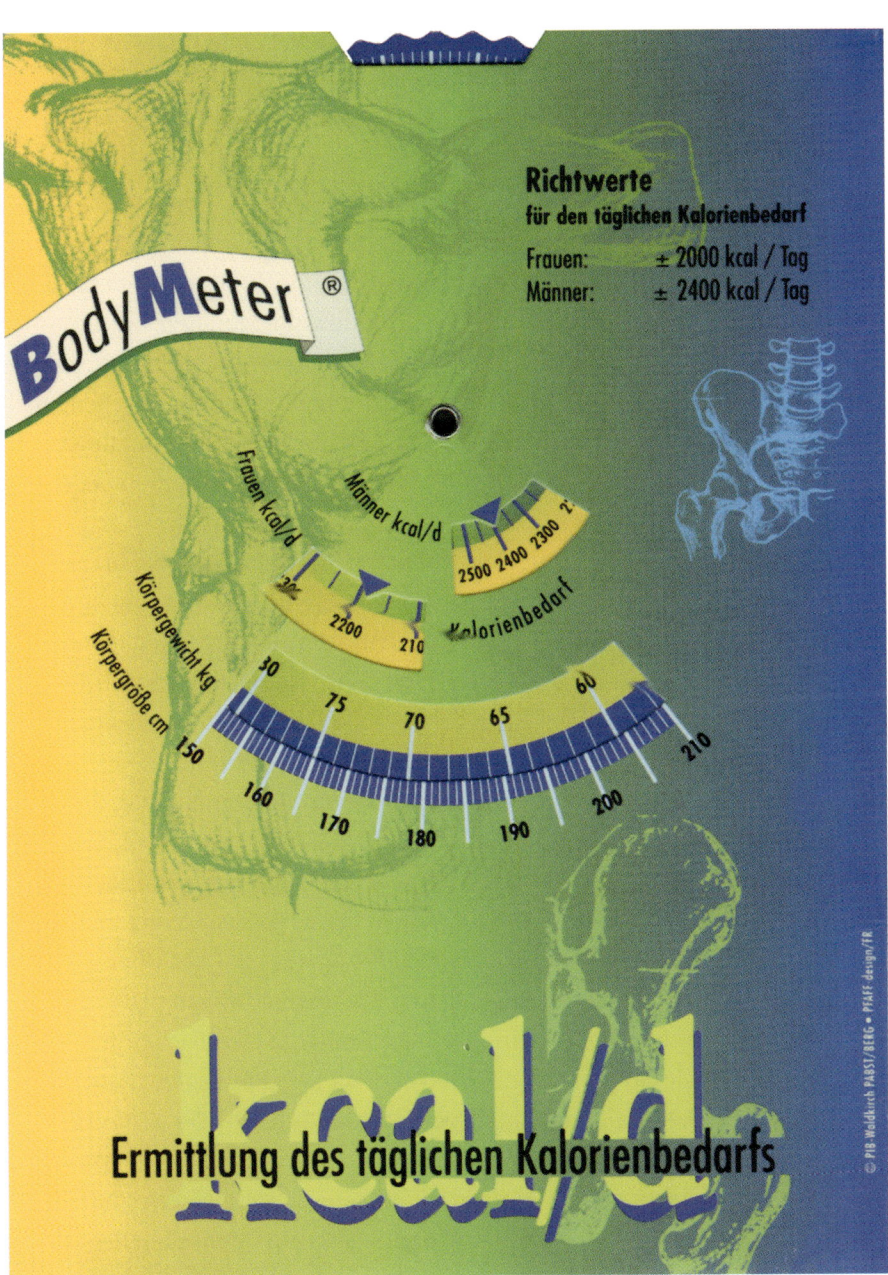

Einmal pro Woche zur Gewichtskontrolle auf die Waage ist völlig ausreichend, eine langsame Gewichtsabnahme am sinnvollsten.

Herz und Kreislauf – wie wir im Kapitel „Frauen und Herzinfarkt" noch eingehender behandeln.

Nachdem Sie sich mit Hilfe des BMI und der Fettverteilung ein Bild von Ihrem Körpergewicht gemacht haben, gilt es nun, sich ein angestrebtes Wunschgewicht zu setzen. Bleiben Sie dabei realistisch, besonders was den zeitlichen Verlauf angeht. Wenn Sie Ihre überflüssigen Pfunde loswerden möchten, dann denken Sie nicht in Tagen oder Wochen, sondern in Monaten. Zu hohe Erwartungen führen nur zu Unzufriedenheit und steigern die Gefahr, dass Sie Ihre Bemühungen vorzeitig abbrechen. Bedenken Sie, dass es meist Jahre dauert, sich die Fettpolster zuzulegen; Sie können also nicht erwarten, Sie innerhalb von Tagen wieder loszuwerden.

Auch wenn ein normales Gewicht ein wichtiges Ziel in unserem Gesundheitsprogramm ist, sollten Sie Ihren persönlichen BMI nicht zum goldenen Kalb machen, um den Ihre Gedanken pausenlos kreisen. Und verzichten Sie darauf, sich täglich auf die Waage zu stellen. Eine wöchentliche Gewichtskontrolle ist für die Beurteilung des Verlaufs vollkommen ausreichend.

Eine langsame Gewichtsnormalisierung durch Ernährungsumstellung und mehr körperliche Aktivität mag zwar auf Ihre Bekannten weniger spektakulär wirken als die purzelnden Pfunde in einer Drei-Wochen-Diät. Auf lange Sicht befinden Sie sich mit der grundlegenden Umstellung Ihrer Ernährung aber auf der Überholspur.

Wenn Sie Ihren persönlichen Kalorienverbrauch pro Tag genau bestimmen wollen, empfiehlt die Deutsche Gesellschaft für Ernährung die Berechnung mit Hilfe des PAL (= „Physical Activity Level"; englisch für „Grad an körperlicher Aktivität"). Der Grundumsatz an Kalorien, der für Geschlecht und Alter individuelle Werte hat, wird dabei mit einem „Aktivitätsfaktor" multipliziert. Für körperlich schwer arbeitende und Sport treibende Menschen liegt dieser Faktor deutlich höher als für Menschen, die überwiegend im Sitzen arbeiten und sich auch in der Freizeit kaum bewegen.

PAL-Werte in Abhängigkeit von Arbeits- und Freizeitgewohnheiten:

PAL 1,2:	ausschließlich sitzende oder liegende Lebensweise (kranke und pflegebedürftige Personen)
PAL 1,4 bis 1,5:	sitzende Tätigkeit mit wenig oder gar keiner Freizeitaktivität (Büroangestellte, Feinmechaniker)
PAL 1,6 bis 1,7:	teils sitzende, teils stehende Tätigkeit (Kraftfahrer, Studenten, Fließbandarbeiter)
PAL 1,8 bis 1,9:	überwiegend gehende und stehende Arbeit (Hausfrauen, Verkäufer, Handwerker)
PAL 2,0 bis 2,4:	körperlich anstrengende Berufe (Bauarbeiter, Landwirte, Leistungssportler)

Wenn Sie in Ihrer Freizeit ein körperlich aktives Leben führen und regelmäßig Ihre Fitness trainieren, können Sie zu Ihrem PAL-Wert nochmals 0,3 Punkte hinzuaddieren. Im Laufe eines Tages verbringen Sie bestimmte Zeiträume in unterschiedlichen PAL-Werten. Diese werden mit dem Kaloriengrundumsatz entsprechend ihrer zeitlichen Gewichtung multipliziert und ergeben dadurch den genauen Kalorienverbrauch pro Tag.

Im Allgemeinen genügt es aber, die durchschnittlichen Verbrauchswerte für bestimmte Altersgruppen zu Rate zu ziehen. Für Männer zwischen 25 und 50 Jahren mit einem durchschnittlichen Aktivitätsgrad empfiehlt die Gesellschaft eine tägliche Kalorienzufuhr von etwa 2900 kcal, für Frauen von etwa 2300 kcal. In der Altersgruppe zwischen 50 und 65 Jahren reduzieren sich die empfohlenen Durchschnittswerte auf 2500 kcal für Männer und 2000 kcal für Frauen. Wenn diese Mengen längere Zeit überschritten werden, speichert der Körper die überflüssigen Kalorien im Fettgewebe, und Sie werden übergewichtig.

Abbildung Seite 110:
Besonders wertvoll ist die Verbindung von Milchfrischprodukten mit anderen Nahrungsmitteln. So erhöht z.B. das Milchprotein die biologische Wertigkeit anderer Nahrungseiweiße. Besonders günstig sind Kombinationen von Milch oder Milchprodukten mit Obst oder Vollkornprodukten.

Abbildung Seite 111:
Wahre „Wunderwaffen" sind Vitamine, die Sie durch reichlichen Verzehr von Obst aufnehmen und damit Ihr Immunsystem stärken.

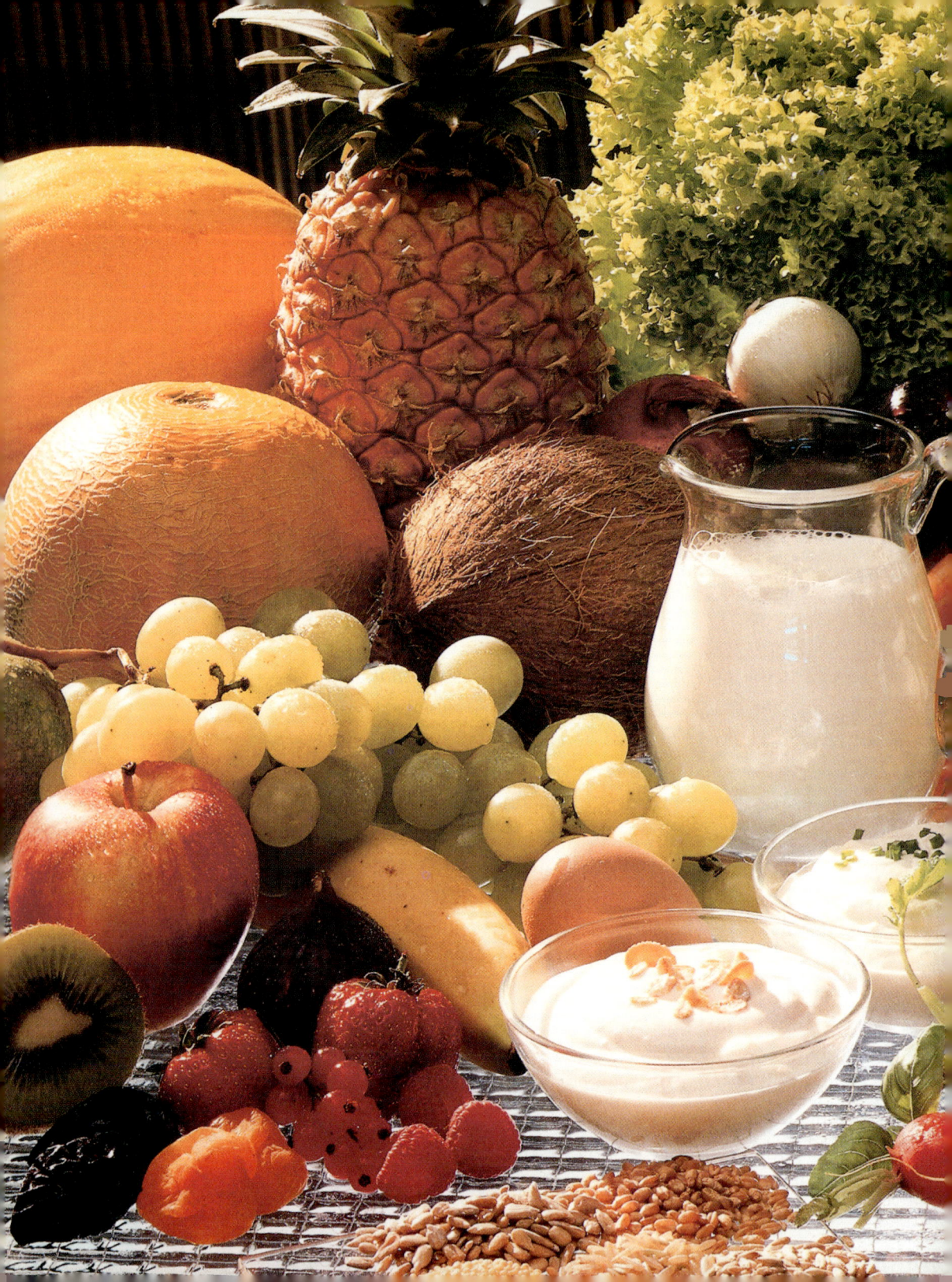

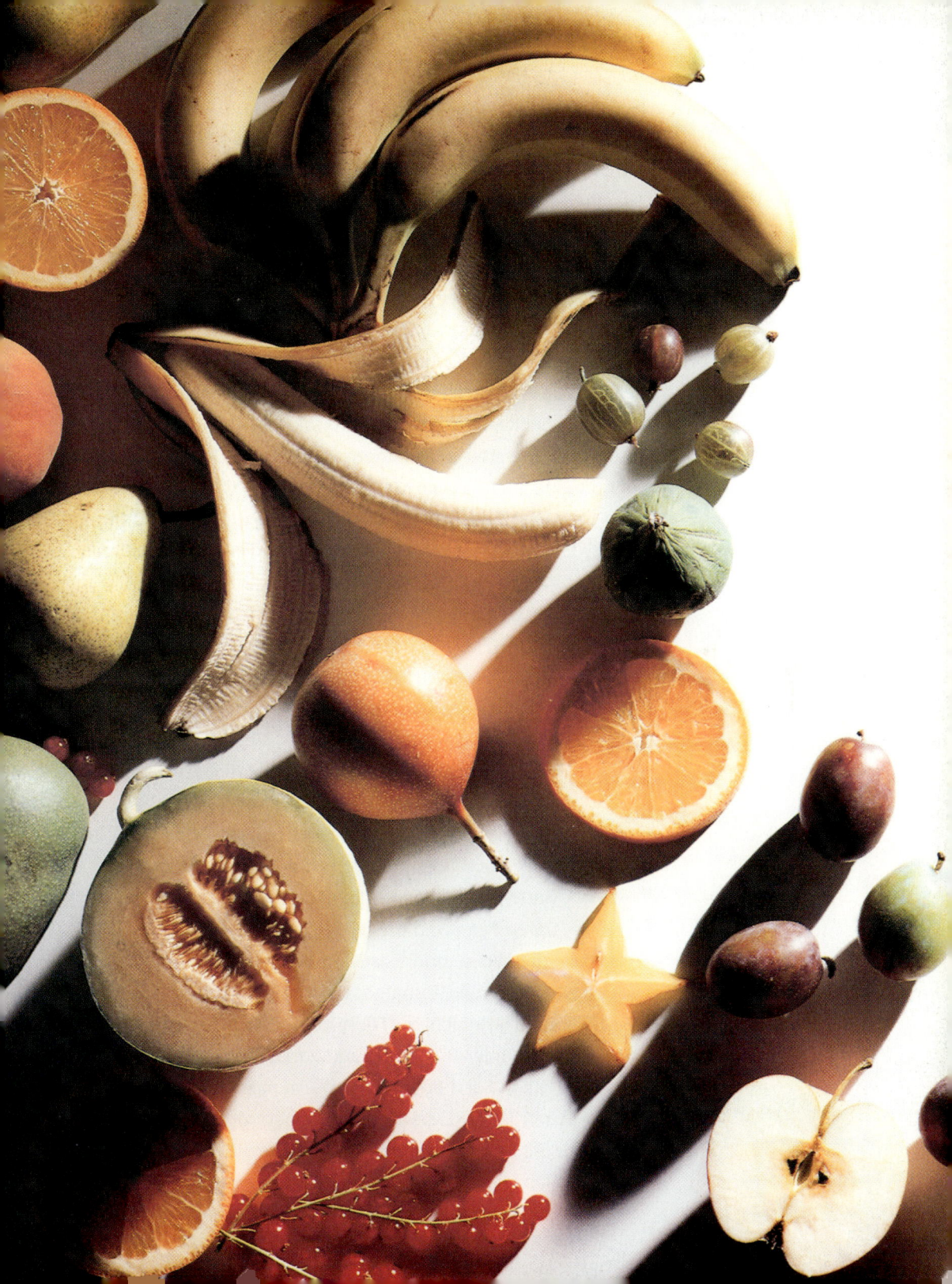

Fett ist nicht gleich Fett! Ohne Fett kann der menschliche Organismus zwar nicht leben, aber bei zu hohem Fettkonsum leidet er.

Der wichtigste Schritt gegen Übergewicht und Fehlernährung ist die Verringerung der täglich eingenommenen Fettmenge. Sie müssen nicht vollständig auf Fett verzichten, aber Sie sollten den Anteil der ungesunden gesättigten Fette in tierischen Produkten in Grenzen halten. Ziel ist es, die Gesamtfettmenge in der Nahrung auf 60 bis 70 Gramm pro Tag zu drosseln. Achten Sie bei pflanzlichen Fettquellen außerdem auf Qualität. Billige Margarinen und Pflanzenfette enthalten einen hohen Anteil an so genannten „Transfetten", die bei kostensparenden Produktionsmethoden entstehen. Diese Transfette sind alles andere als gesund. Geben Sie deshalb lieber für eine hochwertige Margarine ein paar Groschen mehr aus.

Die Deutsche Gesellschaft für Ernährung empfiehlt 10 Punkte, um die Menge der täglich aufgenommenen Fette zu reduzieren:

UNSER TIPP

Wenig, aber qualitativ gutes Fett! Gehen Sie mit sichtbarem Fett sehr sparsam um! Butter oder Margarine nur dünn aufs Brot streichen, als Alternative Quark einsetzen. Verzehren Sie häufiger auch Fisch, was sich in Zeiten von BSE und anderer Krisen ohnedies empfiehlt.

- Verwenden Sie bevorzugt pflanzliche Lebensmittel wie Gemüse, Getreide, Kartoffeln und Obst.
- Benutzen Sie frische Lebensmittel. Fertiggerichte können viel Fett enthalten.
- Geben Sie fettarmen Fleisch-, Wurst- und Käsesorten den Vorzug. Der Fettgehalt ist üblicherweise auf der Verpackung angegeben.
- Sparen Sie Butter, indem sie belegte Brote mit Frischkäse, Senf, Quark oder saurer Sahne bestreichen.
- Entfernen Sie bei Fisch, Fleisch und Schinken die sichtbaren Fette und die fettreiche Haut.
- Ersetzen Sie Wurst und Käse hin und wieder durch vegetarischen Brotbelag wie Tomaten, Gurken oder Rettich.
- Benutzen Sie beschichtete Töpfe oder Pfannen, in denen Sie die Speisen ohne oder mit wenig Fett garen können.
- Ersetzen Sie in Salatsoßen Öl und Majonäse zumindestens teilweise durch Joghurt, saure Sahne, Quark oder Dickmilch.
- Ersetzen Sie in Rahmsoßen und Aufläufen die Hälfte der Sahne durch Milch.

- Bereiten Sie eher Salz-, Pell- oder Folienkartoffeln als Bratkartoffeln, Rösti, Kartoffelpuffer, Kroketten oder Pommes frites zu.

Wie Sie an dieser Liste sehen können, ist es nicht nötig, auf jede schmackhafte Nahrungsform zu verzichten. Durch kleine Schritte reduzieren Sie den Fettgehalt in Ihrer Nahrung, ohne den Genuss vom Speiseplan zu streichen. Sie verbessern zugleich Ihre Cholesterinwerte und bauen Übergewicht ab.

Das angestrebte Ziel sollte dabei lauten, durch die Kombination von reduzierter Kalorienzufuhr und gesteigerter körperlicher Aktivität pro Woche etwa ein halbes Kilogramm Gewicht abzubauen, bis Sie Ihr Normalgewicht erreicht haben. Je nachdem, wie ausgeprägt Ihr Übergewicht ist, kann das einige Monate dauern. Verlieren Sie deshalb nicht die Geduld, sondern sehen Sie in der Ernährungsumstellung eine Vorsorgemaßnahme, die Sie im Prinzip für den Rest Ihres Lebens beibehalten, auch wenn Sie nach dem Erreichen des Normalgewichts wieder zu einer ausgeglichenen Kalorienzufuhr zurückkehren. Denken Sie daran: Jeder Schritt auf diesem Weg bedeutet für Sie einen Zugewinn an Lebenserwartung und Lebensqualität.

> ### UNSER TIPP
> Legen Sie einen Obst-Reis-Tag ein! Obst und Reis haben gerade für Menschen, die bereits unter einem vorgeschädigten Herz leiden, den positiven Effekt, dass überschüssiges Wasser dem Körper entzogen wird. Mediziner nennen das eine „diuretische Wirkung".

Vier Esstypen bitten zu Tisch: Manager, Hausfrau, Maurermeister, Rentner

Unterschiedliche Lebensweisen wirken sich nicht nur auf den messbaren Kalorienverbrauch aus, sondern haben auch Einfluss auf das Essverhalten. Um erfolgreich gegen das Übergewicht vorgehen zu können, ist es deshalb wichtig, zunächst den eigenen Esstyp einschätzen zu können. Betrachten wir deshalb vier Menschen mit grundsätzlich unterschiedlichem Alltagsverhalten.

Mahlzeiten dürfen trotz Zeitdrucks nicht zu lästigem „Kalorientanken" verkommen.

Manager verbringen einen Großteil des Alltags im Sitzen. Der Beruf nimmt sie oft so sehr in Anspruch, dass auch in der Freizeit kaum Zeit für Bewegung bleibt. Unter dem permanenten Zeitdruck leidet häufig auch das Essverhalten. Die Mahlzeiten werden häufig mit dem Blick auf die Uhr als lästiges „Kalorientanken" eingeschätzt. Lernen Sie also, das Essen wieder als Genuss wahrzunehmen. Vermeiden Sie es, nebenher weiterzuarbeiten oder bei „Geschäftsessen" die Nahrungsaufnahme zur Begleiterscheinung einer beruflichen Besprechung zu machen. Ein ununterbrochen beschäftigter Geist erschöpft sich schnell. Nutzen Sie Ihre Essenszeit als „Denkpause", um neue Energie für die anstehenden Aufgaben zu tanken. Dazu können Sie das Essen zu einer Achtsamkeitsübung machen, wie sie im Kapitel „Entspannungstechniken für einen gesunden Schlaf" beschrieben ist. Lenken Sie Ihre ganze Aufmerksamkeit auf das Essen, beurteilen und werten Sie dabei nicht, sondern achten sie nur auf Ihre Wahrnehmung. Dadurch steigern sie nicht nur Ihre Freude am Essen und erreichen ein gesünderes Essverhalten, Sie werden gleichzeitig auch gegen die negativen Auswirkungen des Stress aktiv. Beachten Sie, dass Sie durch die sitzende Tätigkeit und den eventuell fehlenden Sport nur einen relativ geringen Kalorienverbrauch haben. Die Gefahr, durch übermäßige Kalorienzufuhr Übergewicht zu entwickeln, ist für Sie daher besonders groß.

Hausfrauen dagegen haben – je nach der Art der verrichteten Hausarbeit – einen mittleren bis hohen Kalorienverbrauch. Entsprechend höher kann auch die Kalorienzufuhr ausfallen, besonders dann, wenn sie zusätzlich Sport treiben und nicht unter Übergewicht leiden. Ebenso wie der Managertyp sollten auch Hausfrauen darauf achten, dass das Essen seine Funktion als Genussmittel nicht verliert. Im täglichen Lauf der Haushaltsaufgaben wird die Nahrungsaufnahme oft in der Mühle zwischen Kochen und Abwasch zu einer Sache reduziert, die rasch erledigt wird, um sich wieder der Arbeit zu widmen. Es kommt nicht nur darauf an, dass Ihr Mann und Ihre Kinder gut versorgt sind, Sie selbst dürfen auch nicht zu kurz kommen. Pflichten lassen sich auch verteilen, es ist nicht nötig, dass immer Sie diejenige sind, die nach dem Essen aufspringt und abräumt. Wenn Sie unter Übergewicht leiden und Probleme mit dem Abnehmen haben, ist es besonders wichtig, auf die kleinen Knabbereien zwischendurch zu achten. Erinnern sie sich daran: „Süßigkeiten sind Fettigkeiten." Am Arbeitsplatz Haushalt sind diese Verführer permanent greifbar und führen häufig dazu, dass man unbemerkt mehr Kalorien zu sich nimmt, als in den Hauptmahlzeiten schon vorhanden sind. Für Sie ist es aber auch besonders einfach, durch den häufigen Genuss kleiner Mengen Obst oder Gemüse Ihrem Körper zusätzliche gesundheitsfördernde Nahrungsmittel zukommen zu lassen, statt ihn mit Keksen oder Schokolade zu belasten.

Als Maurer haben Sie einen Beruf, der Sie in die obere Liga der Kalorienverbraucher katapultiert. Wenn Sie auf eine ausgewogene Ernährung achten, haben Sie beste Chancen, ein vorhandenes Übergewicht innerhalb kurzer Zeit abzubauen. Deshalb ist es besonders wichtig, auf die Zusammensetzung der Kalorienlieferanten zu achten. Vermeiden Sie die fettreichen Wurst- und Fleischsorten in der Essenspause. Geben Sie stattdessen kohlenhydratreicher Nahrung den Vorzug. Und denken Sie daran, dass auch Alkohol, insbesondere Bier, eine Menge Kalorien enthält. Vielleicht werden Sie in Ihrem Umfeld auf Unverständnis stoßen, wenn Sie sich zu einer gesünderen Ernährungsweise entschließen. Es soll immer noch Menschen geben, die einen deutlichen Bauchansatz für ein Zeichen männlicher Gesundheit und Wohlstandes halten. Dabei deutet diese Einstellung eher auf ein falsches Gesundheitsverständnis hin.

Stehen Sie deshalb zu Ihren eigenen Überzeugungen. Es ist schließlich Ihr Gesundheitszustand, der für Ihre Lebenserwartung entscheidend ist, und nicht das Verständnis weniger gut informierter Kollegen.

Als Hausfrau sind Sie ständigen Versuchungen ausgesetzt. Vorsicht mit „Knabbereien zwischendurch" und anderen Dickmachern!

Die Kalorienzufuhr sollte stets dem Energieverbrauch angepasst werden.

Mit dem Schritt ins Rentnerleben ist häufig die Gefahr verbunden, bei gleichbleibender Ernährung und sinkendem Kalorienverbrauch zusätzliches Körperfett zu entwickeln. Das gilt besonders dann, wenn Sie bisher einen körperlich sehr anstrengenden Beruf ausgeübt haben. Sie haben zwei Möglichkeiten darauf zu reagieren: Sie können Ihre tägliche Kalorienzufuhr drosseln, und Sie können den Anteil körperlicher Aktivität steigern. Mit Ihrer gewonnenen Freizeit haben Sie dazu die besten Voraussetzungen. Denken Sie an den Gedanken aus dem Kapitel zur körperlichen Fitness: Es ist nie zu spät, mit einem Gesundheitstraining zu beginnen. Im Gegenteil, wenn Sie lange keinen Sport betrieben haben und jetzt damit anfangen, wird der positive Einfluss auf Ihre Lebensqualität und Lebenserwartung besonders groß sein.

So loten Sie aus, was für Ihren Esstyp ideal ist

Die meisten Menschen, die unter Übergewicht leiden, wissen sehr genau, dass die überflüssigen Pfunde nicht nur ihrer Schönheit, sondern auch ihrer Gesundheit zum Nachteil gereichen. Für einige wenige reicht dies, um den Entschluss zu fassen, sich ab sofort gesünder und ausgewogener zu ernähren und diesem Entschluss auf Dauer treu zu bleiben. Ein Großteil von ihnen scheitert aber bei dem Versuch, die eigenen Gewohnheiten zu ändern, auch wenn sie sich mit aller Kraft bemühen. Eine Ernährungsumstellung ist nicht allein eine Frage der Einsicht und des Willens. Es geht schließlich darum, vor langer Zeit erlernte und seither unablässig wiederholte Angewohnheiten zu ändern. Mit ein paar einfachen seelischen Hilfsmaßnahmen gelingt dies leichter.

Um festzustellen, auf welche Weise Sie Ihr Essverhalten zum Positiven verändern könnten, ist es zunächst einmal wichtig, dass Sie sich über Ihre bisherigen Essgewohnheiten klar werden.

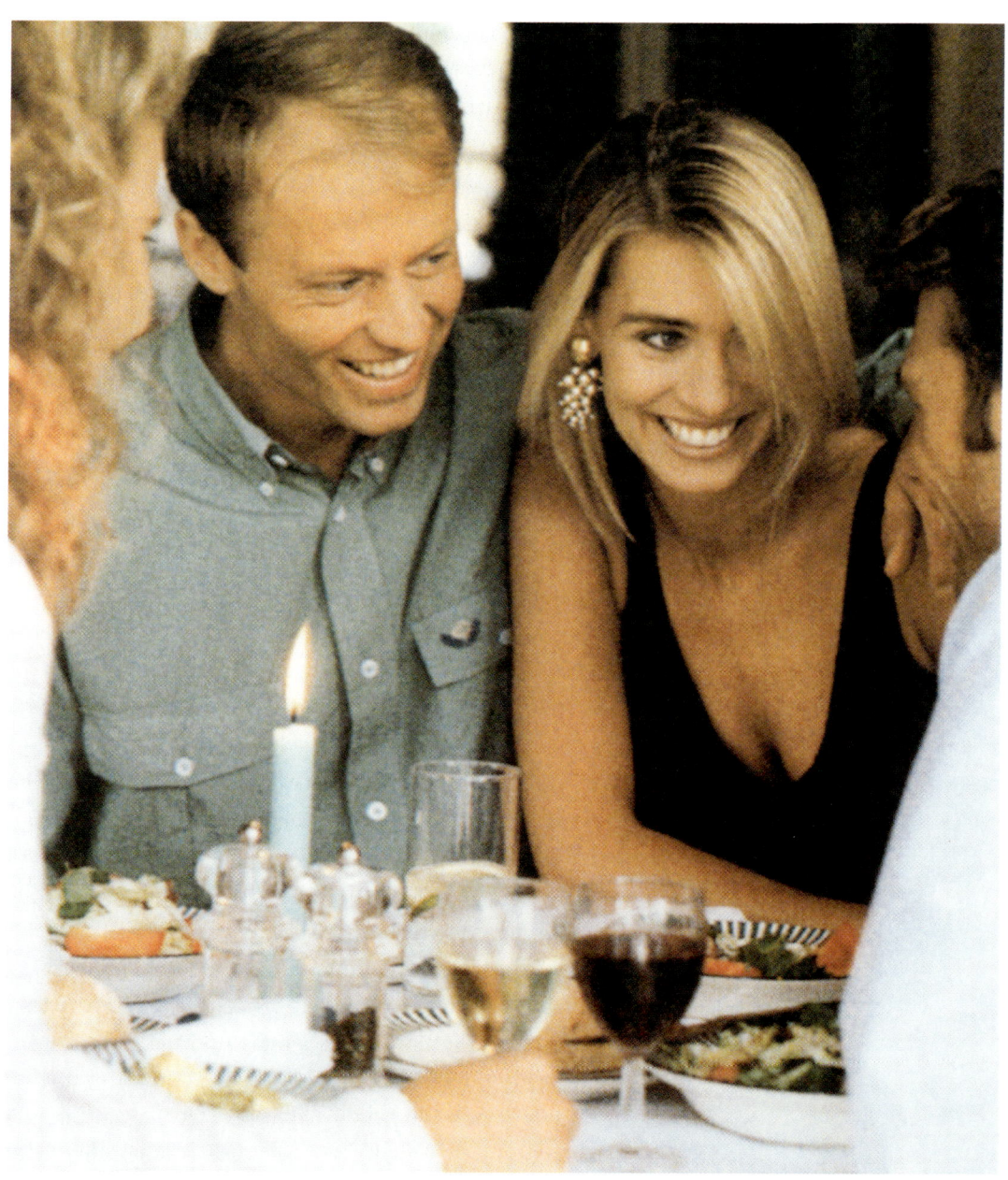

Machen Sie das Essen zu einer Achtsamkeitsübung! Ohne Zeitdruck und in geselliger Runde zu essen ist auch ein Stück Lebensqualität.

Aus der genauen Beobachtung des Essverhaltens die erforderlichen Schlüsse ziehen und gegebenenfalls Änderungen vornehmen.

Beobachten Sie dazu für eine Woche Ihr ganz normales Verhalten. Halten Sie am besten schriftlich fest, wann Sie was unter welchen Umständen zu sich nehmen. Und bleiben Sie dabei ein neutraler Beobachter – machen Sie sich keine Selbstvorwürfe, wenn Sie den Eindruck haben, zu viel oder das Falsche zu essen. Es geht einzig und allein darum, dass Sie Ihre weitgehend automatisierten Essgewohnheiten einer bewussten Betrachtung zugänglich machen.

Wohlgemerkt: Es ist nicht das Ziel, die täglichen Kalorien oder Fettmengen zusammenzuzählen. Wenn Sie übergewichtig sind, brauchen Sie keinen weiteren Beweis dafür, dass eine Kalorien- und Fettverringerung angebracht ist. Es geht darum, unter welchen Umständen Sie essen und mit welchen Gedanken das Essen für Sie verknüpft ist. Wahrscheinlich werden Sie feststellen, dass eine oder mehrere der folgenden Aussagen, die in Anlehnung an eine Stoffsammlung des Ernährungswissenschaftlers Michael Kindt zusammengestellt sind, auch auf Sie zutrifft:

„Ich esse unregelmäßig. Mein Tagesablauf ist nicht festgelegt und die Zeiten, zu denen ich Nahrung zu mir nehme, hängen von äußeren Faktoren ab, die ich nicht oder kaum beeinflussen kann." Machen Sie sich Gedanken darüber, welche dieser äußeren Faktoren sich tatsächlich nicht beeinflussen lassen. Wenn Sie dabei bedenken, dass Ihre Gesundheit und Lebenserwartung unter diesen Einflüssen leidet, fällt es Ihnen wahrscheinlich leichter, auch gegen äußeren Druck um Ihr Recht auf eine gesunde und regelmäßige Nahrungsaufnahme zu streiten. In manchen Fällen wird sich aber herausstellen, dass sich trotz Ihrer Bemühungen keine größere Regelmäßigkeit in den Tagesablauf bringen lässt. Nehmen Sie sich dann zumindest Zeit für ein ausreichendes und nahrhaftes Frühstück, das Ihre Energiereserven für den Tag auffüllt. Versuchen Sie, durch mitgeführtes Obst oder Gemüse, das Sie als Energiespender zwischendurch nutzen, ein zu starkes Aushungern zu verhindern. Sonst werden Sie nach Feierabend in die Versuchung geraten, mit einem übermäßigen Abendessen die Entbehrungen

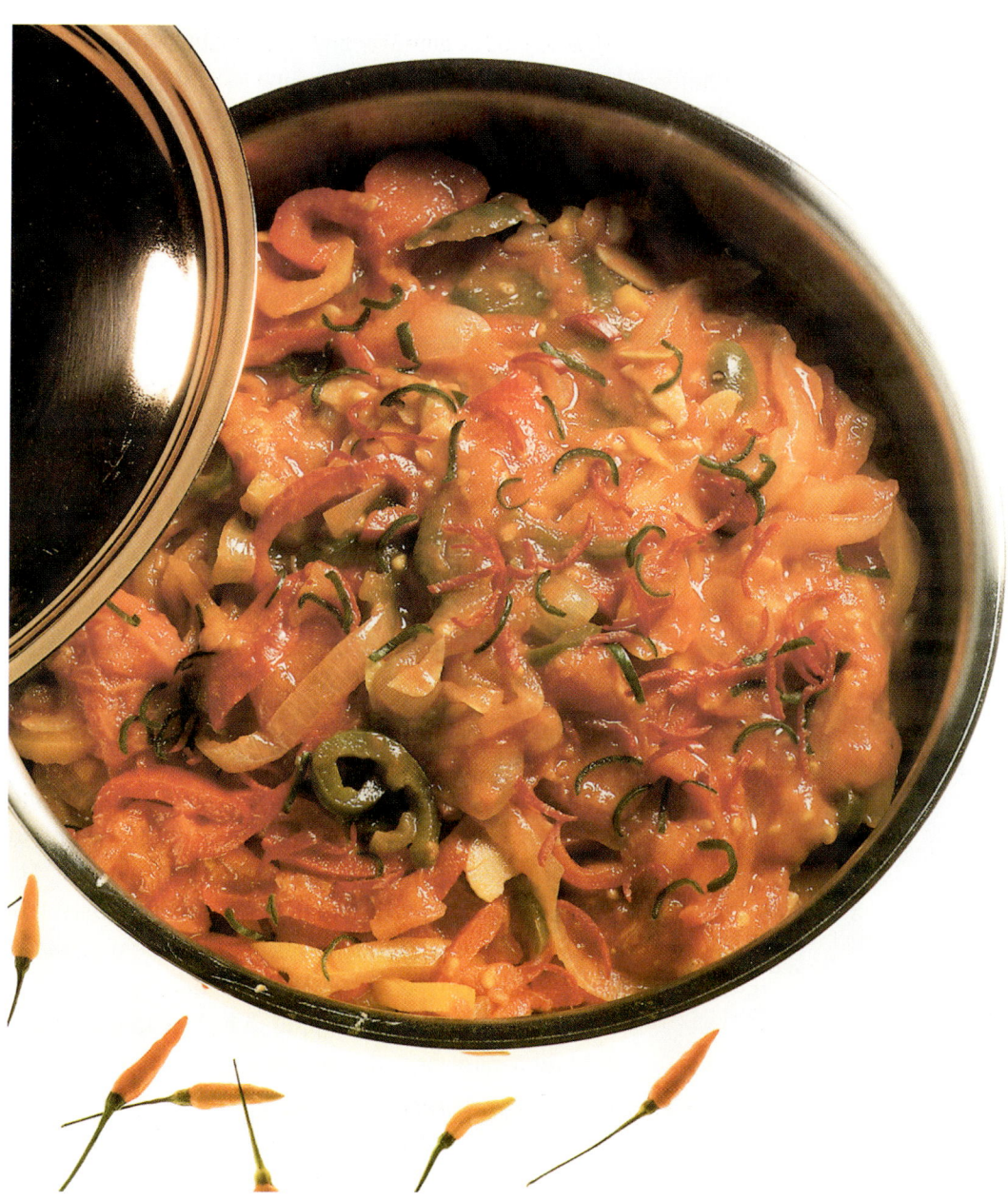

Ausgewogen und vielseitig sollte Ihr Speiseplan sein. Eine Ratatouille mit Tomaten, Paprikaschoten und Zucchini ist nicht nur gesund, sondern schmeckt auch vorzüglich.

Das Abendessen sollte nicht zu spät eingenommen werden. So beugen Sie möglichen Schlafstörungen vor.

während des Tages auszugleichen. Und achten Sie darauf, dass Sie Ihr Abendessen nicht zu spät zu sich nehmen. Dadurch werden häufig Schlafstörungen verursacht, und außerdem speichert der in den Ruhezustand versetzte Körper die zugeführten Kalorien dann im Fettgewebe.

„Ich esse meist hastig oder nebenbei." Wenn Sie zu schnell essen, stellt sich Ihr natürliches Sättigungsgefühl erst verzögert ein. Das bedeutet, dass Sie mehr Nahrung zu sich nehmen, als Sie brauchen und es unter normalen Umständen tun würden. Nehmen Sie sich also mehr Zeit zum Essen. Setzen sie sich zum Essen auf jeden Fall hin und richten Sie den Tisch auch optisch ansprechend zurecht. Nehmen Sie auf jede Gabel eine etwas kleinere Portion als üblich und legen Sie anschließend das Besteck so lange zur Seite, bis Sie fertig gekaut haben. Nehmen Sie sich vor, ausnahmsweise einmal der Letzte zu sein, der seinen Teller leergegessen hat. Und lassen Sie sich beim Kauen Zeit; wenn Sie jeden Bissen gründlich kauen, stellt sich auch die Sättigung früher ein, als wenn Sie hastig essen.

UNSER TIPP

Machen Sie sich bewusst, dass gerade Übergewichtige ein Recht auf ein genussvolles Essen haben. Nur wenn Sie das, was Sie essen, auch genießen, entwickeln Sie ein positiveres Verhältnis zu Ihrem Körper und schaffen die Möglichkeit, sich bewusster zu ernähren.

„Ich esse heimlich." Viele Übergewichtige haben damit zu kämpfen, dass sie dem mehr oder weniger offenen Spott ihrer Umgebung ausgesetzt sind. Das gilt besonders dann, wenn sie beim Essen gesehen werden. Aus Angst vor dem Spott essen sie dann heimlich. Dadurch geht aber jeder Genuss am Essen verloren. Die ohnehin schon vorhandenen Schuldgefühle und Selbstvorwürfe werden weiter verstärkt.

„Auf Festen und Feiern kann ich dem Essen einfach nicht widerstehen." Zugegeben, die Verlockungen auf Festen sind besonders groß und die Erwartung der Gastgeber, dass die Gäste möglichst viel verzehren, ist für Abnehmewillige auch keine Erleichterung. Wenn Sie vor dem Fest etwas Obst essen oder Mineralwasser trinken, erleichtern Sie es sich, zu bestimmten Dingen nein zu sagen. Auch ein erster Teller mit Salat oder Gemüse führt zu Sättigung, und ein Obstsalat als Dessert ist sinnvoller als ein Eisbecher mit Sahne. Entscheiden Sie sich am Büfett bewusst für die Speisen, an denen Sie Freude haben und die Ihnen bekommen, anstatt den Teller bis zum Bersten zu füllen. Und wenn Sie nach der Feier feststellen, dass Sie doch mehr gegessen haben als Sie eigentlich wollten, dann machen Sie sich keine nachträglichen Vorwürfe, sondern bemühen Sie sich, am folgenden Tag etwas weniger zu essen.

„Ich werde von anderen zum Essen gedrängt." Machen Sie sich in diesem Fall deutlich: Kein Mensch hat das Recht, Ihnen gegen Ihren Willen etwas aufzudrängen, das Ihrer Gesundheit schadet. Lernen Sie, höflich, aber konsequent Nein zu sagen, wenn Sie nicht essen wollen.

„Ohne Süßigkeiten kann ich nicht leben." Müssen Sie auch nicht. Wenn Sie das Bedürfnis danach verspüren, sind Süßigkeiten durchaus erlaubt. Es ist für Ihre Kalorienzufuhr sinnvoll, wenn Sie die Menge an Süßigkeiten beschränken oder sie öfter einmal durch frisches Obst ersetzen. Aber wenn Sie Süßigkeiten essen, dann genießen Sie sie auch. Ein Stück Schokolade, das Sie mit dem Gefühl essen, schon wieder schwach geworden zu sein, bringt Ihnen mit Sicherheit kaum einen Genuss und befriedigt dann auch nicht Ihre Lust auf Süßes. Essen Sie das, woran Sie Freude haben, auch mit gebührender Aufmerksamkeit. Riechen Sie an der Schokolade, lassen Sie sie langsam im Mund zergehen und versuchen Sie all ihre Aromen aufzunehmen. Dann wird es Ihnen leichter fallen, den Genuss solcher Leckereien als etwas Besonderes zu würdigen, anstatt die ausbleibende Freude daran durch eine größere Menge zu kompensieren.

„Mich überfällt der Heißhunger und ich schlinge alles in mich hinein." Versuchen Sie zu klären, unter welchen Umständen diese Heißhungerattacken auftreten und was sie auslöst. Gibt es eine Möglichkeit, die Situation auch ohne Essen zu überstehen? Verlassen Sie dazu den Raum, in dem Sie Ihrer Hungerattacke nach-

Es muss nicht immer der Eisbecher mit Sahne sein.

Abbildung Seite 122: Essen Sie sich jung, z.B. mit diesem köstlichen Nizza-Salat.
Abbildung Seite 123: Schlank bleiben oder werden und trotzdem genießen. Diese Frühlingsminestrone mit Croûtons lädt dazu ein.

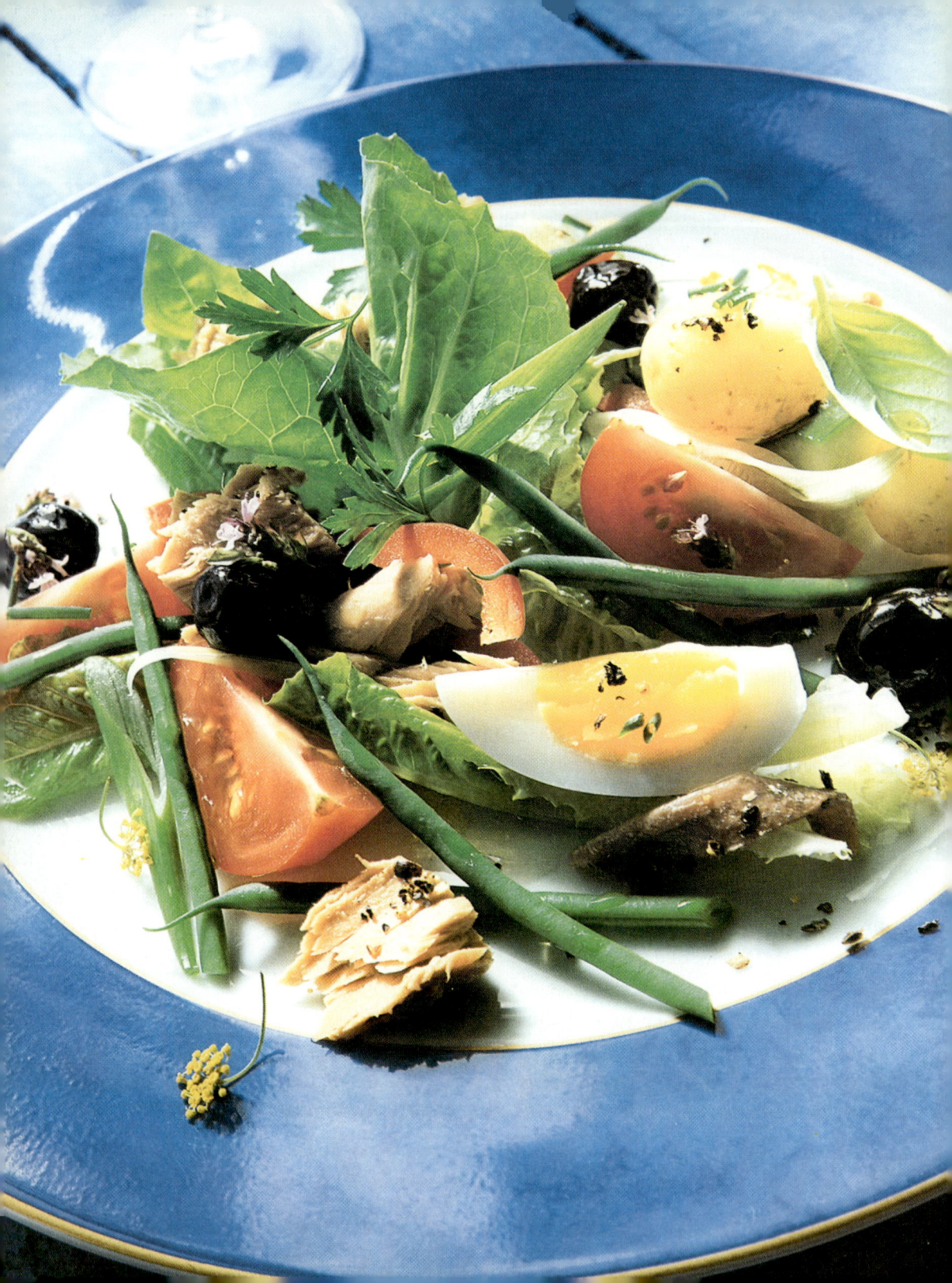

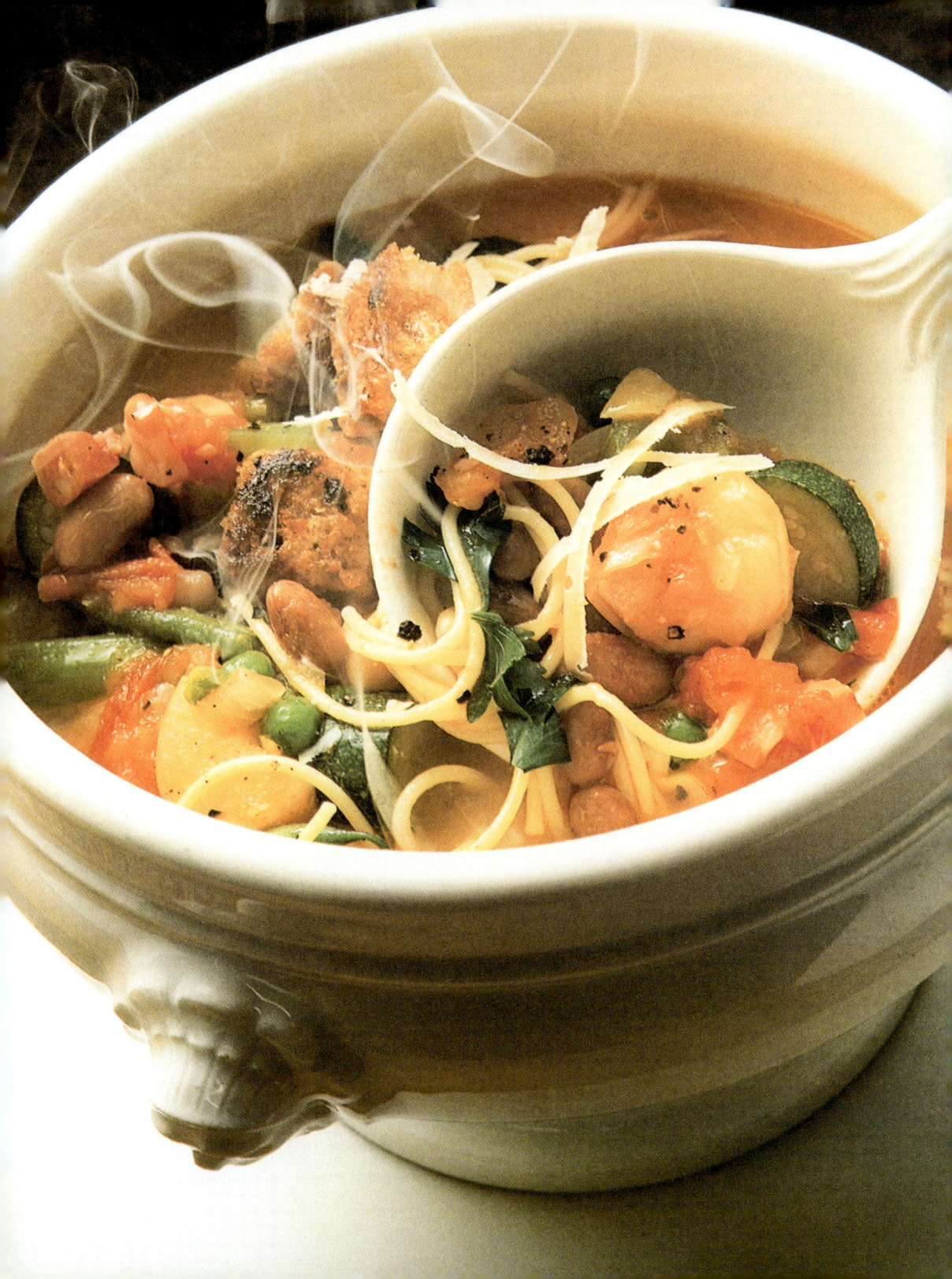

Auf die Sättigung kommt es an, nicht auf falsch eingeübte Rituale wie z. B. stets den Teller leer zu essen.

geben. Durch einen Ortswechsel verändern Sie auch Ihren Standpunkt und es fällt Ihnen leichter, das Geschehen aus einer objektiven Distanz zu betrachten. Versuchen Sie, einen Bissen übrig zu lassen, das erlöst Sie oft von den Selbstvorwürfen, einfach unersättlich zu sein.

„Ich bin es gewohnt, alles aufzuessen." Viele Menschen aus der älteren Generation sind in ihren Essgewohnheiten noch durch Zeiten geprägt, in denen Nahrung nicht im Überfluss vorhanden war und es als Verschwendung galt, die zubereiteten Speisen nicht aufzuessen. Das hatte zu jener Zeit seine Berechtigung und seinen Sinn, aber wenn Sie heute unter Übergewicht und seinen gefährlichen Folgen leiden, ist diese Einstellung unvernünftig und ungesund. Um sich die Umstellung zu vereinfachen, können Sie das Essen auf Tellern anrichten, anstatt die Schüsseln mit den Speisen auf den Tisch zu stellen. Achten Sie auf die Signale Ihres Körpers. Sie können darauf vertrauen, dass es nicht gesund ist, weiterzuessen, wenn Ihnen Ihr Magen schon signalisiert, dass er satt ist. Manche der übrig gebliebenen Speisen können Sie vielleicht einfrieren oder bis zum nächsten Tag im Kühlschrank lagern. Und wenn Sie dann immer noch etwas übrig haben, denken Sie daran, dass es sinnvoller ist, etwas wegzuwerfen, statt es zum Schaden der eigenen Gesundheit einzusetzen.

Fernsehen und essen – das sollte man nicht.

„Ich esse vor dem Fernseher." In der Tat scheint es so zu sein, dass das Essen vor dem Fernseher die Entstehung von Übergewicht begünstigt. Das mag damit zusammenhängen, dass das Essen dabei zur Nebensache verkommt und man weniger auf Genuss und Sättigung achtet. Ein gutes Essen braucht auch einen angemessenen Rahmen. Essen Sie im Kreis Ihrer Familie am Tisch oder legen Sie, wenn Sie allein wohnen, doch eine Ihrer Lieblingsplatten auf, statt sich vor den Fernseher zu setzen.

„Ich lebe allein und gehe deshalb lieber zum Imbiss, als mir etwas zu kochen." Alleinstehende werden oft in die Versuchung geraten, einem gesunden Lebenswandel nicht genug Bedeutung beizumessen. Versuchen Sie, sich einen Speiseplan für die nächsten Tage aufzustellen. Kaufen Sie die entsprechenden Zutaten im Voraus ein. Oder Sie kochen bewusst etwas mehr und frieren den Rest portionsweise ein. Verwenden Sie lieber Tiefkühlgerichte als Dosenkonserven. Und machen Sie sich darüber Gedanken, ob es nicht möglich wäre, hin und wieder Freunde oder Bekannte zum Essen einzuladen. Essen in Gesellschaft ist gesünder und macht mehr Spaß.

„Ich esse, wenn ich Ärger oder Probleme habe." Die Belohnung mit einer kulinarischen Köstlichkeit kann in der Tat helfen, wenn Sie sich einer schwierigen Situation gestellt haben. Sie als Ersatzbefriedigung oder Ablenkung von Problemen zu benutzen ist aber nicht sinnvoll. Damit lösen Sie weder die Probleme noch tun Sie sich etwas Gutes. Lernen Sie, mit Konflikten offener umzugehen und sich zu behaupten. Dann haben Sie sich die Belohnung verdient und können sie mit Sicherheit auch mehr genießen. Und Sie vermeiden die Schuldgefühle, die durch das „Frustessen" meist ausgelöst werden.

Essen sollte nie als Ersatzbefriedigung dienen.

„Ich versuche gar nicht mehr, abzunehmen, weil ich Angst davor habe, wieder zu versagen." Machen Sie sich bewusst, warum Ihre bisherigen Abnehmversuche nicht erfolgreich waren. Waren Ihre eigenen Ansprüche zu hoch und die Diätvorschriften zu streng? Waren Sie gezwungen, auf Ihnen angenehme Nahrungsmittel vollständig zu verzichten und sich einseitig von bestimmten Dingen zu ernähren? Dann nehmen Sie sich noch einmal die vorhergehenden Kapitel vor und beachten Sie unsere Tipps zur langfristigen Ernährungsumstellung. Es geht nicht darum, in kurzer Zeit mit Gewalt möglichst große Mengen an Gewicht zu verlieren. Ändern Sie Ihre Essgewohnheiten allmählich, aber konsequent. Und wenn Sie sich doch einmal einen „Ausrutscher" erlauben, bedeutet das nicht, dass Sie in Ihren Bemühungen versagt haben. Sie sind gestrauchelt, und es liegt an Ihnen, wieder aufzustehen und weiterzugehen.

Vielleicht sind bei Ihnen andere Umstände dafür die Ursache, dass Sie ungesund und genusslos essen. Wichtig ist, das Sie sich über die Ursachen klar werden und dann etwas dagegen unternehmen. Sonst werden Sie sich selbst bei dem Versuch abzunehmen laufend Knüppel zwischen die Beine werfen und entsprechend mehr Energie benötigen, um Fortschritte zu erzielen.

Gegen Herzinfarkt und Schlaganfall – Köstlichkeiten aus Neptuns Reich

Alt werden wie die Kreter – mit gesunder Mittelmeerkost.

Dass man auch ohne Zwang und Verzicht eine gesunde Ernährung einhalten kann, beweisen uns unsere Nachbarn in den südlichen Staaten Europas. In internationalen Studien wurde nachgewiesen, dass sie wesentlich seltener an Krankheiten des Herz-Kreislauf-Systems leiden. Dies wird hauptsächlich mit den Ernährungsgewohnheiten begründet, die in diesen Ländern herrschen und die seither als „Mittelmeer-Diät" auch bei uns immer mehr Anhänger finden.

Ein Italiener oder Grieche würde Sie freilich etwas irritiert ansehen, wenn Sie seine Speisen als „Diät" bezeichnen würden. Er verzichtet schließlich auf nichts, was er als schmackhaft empfindet, und ist auch nicht zum Hungern gezwungen. Darin liegt gerade der große Vorteil dieser Ernährungsweise: Sie müssen sich eben nicht einem „Diätprogramm" unterziehen, das aus Geboten und Verboten besteht und das die Freude am Essen durch Angst vor Kalorien ersetzt.

Auf dem Speiseplan der Mittelmeerländer sind eine ganze Reihe der Ernährungsempfehlungen für Übergewichtige und Herzinfarktgefährdete eingebaut. Frische Gemüse, Salate und Obst versorgen den Körper mit wichtigen Vitaminen und Spurenelementen. Die Energiezufuhr geschieht überwiegend durch Kohlenhydrate, aber der erlaubte Fettanteil ist hoch genug, um den Genuss nicht zu

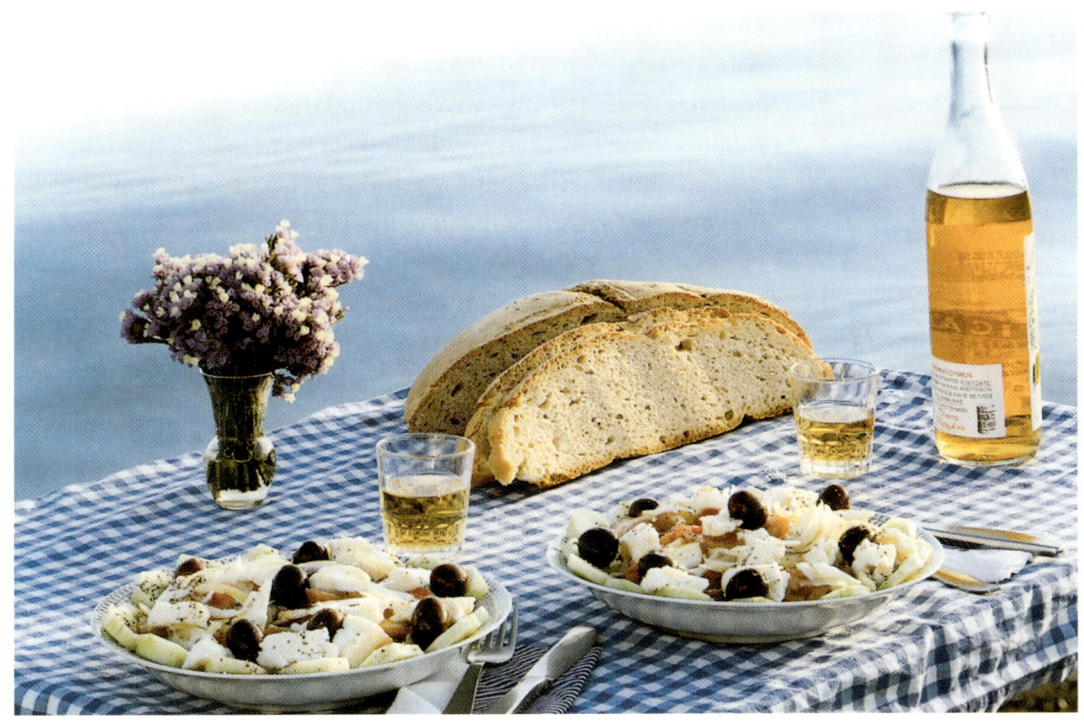

kurz kommen zu lassen. Dazu werden hauptsächlich pflanzliche Fette wie z. B. Olivenöl verwendet. Auch Fleisch steht auf dem Speiseplan, sollte aber etwa viermal wöchentlich durch Geflügel, Fisch oder vegetarische Speisen ersetzt werden. Ein Gläschen Wein zum Essen und – falls das Ihren Geschmacksvorstellungen nicht zuwiderläuft – die Verwendung von Knoblauch haben wohl ebenfalls einen günstigen Einfluss auf die Gesundheit.

Ein wichtiger Punkt in der gesundheitsfördernden Wirkung der Mittelmeerspeisen ist die Versorgung mit Meeresfrüchten und Fisch. Sie enthalten hohe Dosen der so genannten Omega-3-Fettsäuren (Näheres dazu siehe auch Glossar Seite 150), die einen äußerst günstigen Einfluss auf die Vorbeugung gegen Gefäßablagerungen haben. Sie erschweren die Bildung neuer und unterstützen die Auflösung bereits bestehender Gerinnsel und sie verbessern die

Mit mediterraner Küche fit werden oder bleiben.

Leckerer Seefisch sorgt für willkommene Abwechslung und ist außerdem gesund.

Fließeigenschaften des Blutes. Ein vorhandener Bluthochdruck wird ebenso günstig beeinflusst wie die Blutfette. Auf einem Speiseplan, der eine geringere und gesündere Fettzufuhr zum Ziel hat, sollten deshalb Muscheln und Seefisch nicht fehlen. Besonders die so genannten „Fettfische" wie Hering, Lachs oder Makrele sind hervorragende Omega-3-Fettsäurelieferanten. Für Menschen, die Fisch absolut nicht mögen, ist die Verwendung von Leinsamen und Leinsamenöl zu empfehlen, das eine wichtige Quelle für pflanzliche Omega-3-Fettsäuren darstellt, auch wenn die Konzentration hier nicht so hoch ist wie in Fischen und Muscheln.

Omega-3-Fettsäuren spielen eine wichtige Rolle im Stoffwechsel der Bewohner kalter Meere. In die Zellwände eingebaut, sorgen sie dafür, dass diese auch bei tiefen Temperaturen besonders „elastisch" bleiben. Je tiefer die Umgebungstemperaturen im Lebensraum der Fische sind, desto höher ist der Anteil an Omega-3-Fettsäuren in ihrem Körper. Makrelen aus dem Nordatlantik beispielsweise enthalten mehr Fett und Omega-3-Fettsäuren als ihre Verwandten in der Ostsee oder Schildmakrelen aus tropischen Gewässern. Aber keine Sorge, für den gesundheitssteigernden Effekt einer Fischdiät ist es wohl nicht notwendig, sich über Fanggebiet und Fangzeit der Fische zu informieren. Die Abweichungen im Omega-3-Fettsäuregehalt dürften für die erwünschten Effekte der Ernährungsumstellung keine wesentliche Rolle spielen. Sie erklären jedoch, warum sich – auf den ersten Blick paradoxerweise – gerade die sogenannten „Fettfische" für eine fettbewusste Ernährung besonders eignen: Sie enthalten mehr Omega-3-Fettsäuren als die mageren Fische aus gemäßigten klimatischen Gebieten, wie Forelle oder Rotbarsch.

Aber bitte beachten Sie bei der Ernährungsumstellung Folgendes: Auch Omega-3-Fettsäuren sind Fette! Es macht also keinen Sinn, zusätzlich zu einer ohnehin schon ungesund hohen Fettzufuhr den Speiseplan um fettliefernde Fische zu erweitern. Ziel sollte es vielmehr sein, ungesunde Fettlieferanten wie Wurst und

Abbildung rechte Seite: Köstlichkeit aus Neptuns Reich: Lachs süß-sauer mit Safranreis.

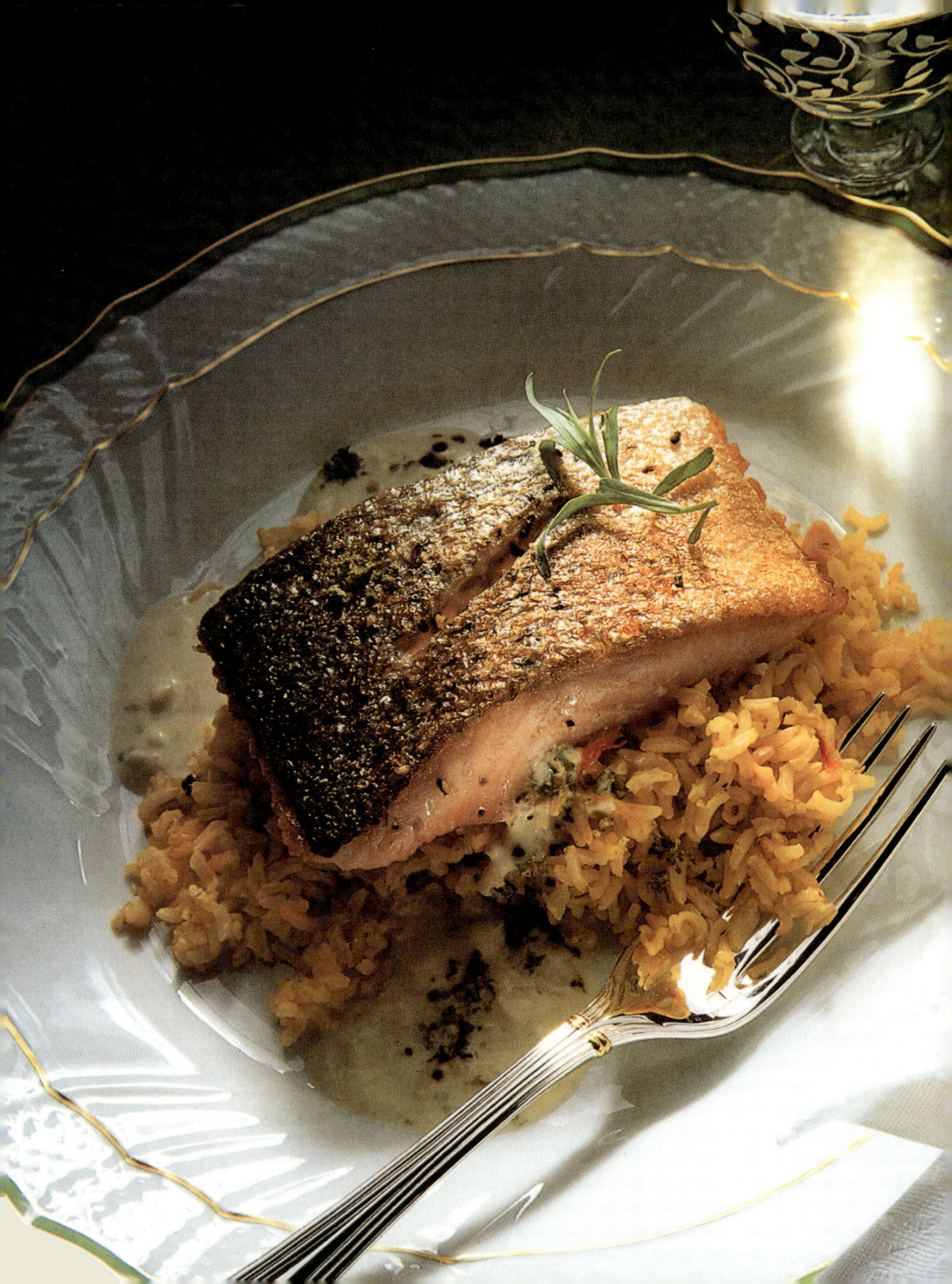

Gesund, fit und gut gewappnet gegen Herzinfarkt mit einer ausreichenden Menge an Omega-3-Fettsäuren.

Speck durch gesündere Fettquellen wie Makrele oder Lachs zu ersetzen. Das bedeutet natürlich nicht, dass Sie sich ab sofort von morgens bis abends von Fisch ernähren müssen. Wenn Sie zwei- bis dreimal wöchentlich Makrele, Lachs, Hering oder Thunfisch zubereiten, erhält Ihr Körper eine ausreichende Menge an Omega-3-Fettsäuren.

Welche Auswirkungen haben nun diese Omega-3-Fettsäuren im menschlichen Körper? Zunächst einmal werden sie, genau wie bei den Fischen, in die Zellwände eingebaut und steigern dort die Elastizität. Für die roten Blutzellen oder Erythrozyten, die den Sauerstoff von der Lunge zu den Organen transportieren, bedeutet dies, dass sie sich leichter verformen. Das vereinfacht ihnen ihren Weg durch die Adern, besonders in den sehr fein verästelten Blutgefäßen, den Kapillaren. Durch ihre gesteigerte Verformbarkeit bleiben sie in sehr engem Kontakt mit den Wänden dieser Kapillaren und können dadurch ihre Sauerstoffladung besonders effektiv an den Empfänger abliefern.

Auch eine bessere Durchblutung innerer Organe ist durch Omega-3-Fettsäuren sichergestellt.

Ein weiterer positiver Effekt der Omega-3-Fettsäuren ist eine gesteigerte Durchblutung von Organen und Gewebe. Diese wird durch das Gewebshormon Prostaglandin I_3 ausgelöst, das im Körper aus Omega-3-Fettsäuren hergestellt wird. Das Hormon bewirkt eine Erweiterung der Blutgefäße und dadurch eine verbesserte Durchblutung. Außerdem sorgen Omega-3-Fettsäuren dafür, dass die Zähflüssigkeit oder Viskosität des Blutes abnimmt und dadurch der Blutfluss weiter verbessert wird.

Die Auswirkungen der Omega-3-Fettsäuren auf den Fettstoffwechsel muss man etwas differenzierter betrachten. Dass sie den Anteil der Triglyzeride, wie die in dieser Form gespeicherten Fette heißen, im Blut senken, ist unbestritten. Besonders ausgeprägt ist dieser Effekt bei Menschen mit zuvor erhöhten Triglyzeridwerten, aber auch durchschnittliche Triglyzeridwerte werden durch die Omega-3-Fettsäuren gesenkt. Weniger eindeutig sind die Auswirkungen auf den Cholesterinspiegel: Bei Menschen mit normalen

Cholesterinwerten ist allenfalls mit einer geringfügigen Senkung des Cholesterinspiegels zu rechnen. Wenn Sie dagegen unter erhöhten Cholesterinwerten, der so genannten Hypercholesterinämie, leiden, ist der Nutzen einer Omega-3-Fettsäurezufuhr offenbar vom Typ der Hypercholesterinämie abhängig. Bei der angeborenen Hypercholesterinämie vom Typ I lässt sich durch Omega-3-Fettsäuren gar nichts erreichen. Krankhaft erhöhte Cholesterinspiegel vom Typ IIb, III, IV und V dagegen lassen sich durch die Zufuhr von Omega-3-Fettsäuren positiv beeinflussen, besonders dann, wenn Cholesterin und Triglyzeride gleichzeitig erhöht sind. Durch Omega-3-Fettsäuren wird nicht nur der Gesamtcholesterinspiegel gesenkt, sondern auch der Anteil des schützenden HDL-Cholesterins gesteigert. Sorgen bereitete den Wissenschaftlern allerdings der häufig beobachtete Anstieg des schädigenden LDL-Cholesterins. Zu Beginn einer gesteigerten Zufuhr sorgen die Omega-3-Fettsäuren nämlich dafür, dass die triglyzeridreichen VLDL-Kügelchen in LDL-Kügelchen umgebaut werden. Inzwischen weiß man jedoch, dass dieser LDL-Cholesterin-Anstieg nur ein vorübergehender Effekt ist, der zudem nur durch Fischöl-Kapseln, nicht jedoch durch eine fischreiche Ernährung ausgelöst wird. Nach einigen Wochen bis Monaten hat der Körper die unerwünschten LDL-Kügelchen wieder abgebaut, und der LDL-Cholesterinspiegel beginnt zu sinken.

Multitalent Omega-3-Fettsäuren: Ein überhöhter Cholesterinspiegel kann ebenfalls mit ihrer Hilfe gesenkt werden.

Auch auf einen erhöhten Blutdruck haben Omega-3-Fettsäuren einen günstigen Einfluss. Besonders Menschen mit etwas erhöhtem Blutdruck, bei dem der untere, diastolische Wert zwischen 95 und 104 mm Hg liegt, profitieren davon. Durch die Omega-3-Fettsäuren wird das Verhältnis zwischen blutdrucksteigernden und blutdrucksenkenden Hormonen verschoben, das für den Blutdruck ungünstige Natrium vermehrt ausgeschieden und, wie oben beschrieben, die Durchblutung der Kapillaren gesteigert. Außerdem unterstützt die Aufnahme von Omega-3-Fettsäuren die Wirkung von blutdrucksenkenden Medikamenten. Auch hier bringt

Omega-3-Fettsäuren können auch erhöhten Blutdruck günstig beeinflussen.

die Kombination der verschiedenen Ansatzmöglichkeiten den größ-ten Gewinn: vermehrt gesunde Fettfische, salzarme und kalium-reiche Kost, Gewichtsabnahme und – falls nötig – die Behandlung mit blutdrucksenkenden Medikamenten.

Die Erweiterung Ihres Speiseplans um Omega-3-fettsäurereiche Fischprodukte ist also mit einer ganzen Reihe von positiven Aspekten verbunden:

Die positiven Eigen-schaften von Omega-3-Fettsäuren auf einen Blick.

- Sie steigern die Durchblutung,
- senken den Blutdruck und die Blutfette,
- vermindern die Zähflüssigkeit oder Viskosität des Blutes und die Gerinnungsneigung
- und wirken Herzrhythmusstörungen entgegen.

UNSER TIPP

Wie Sie bereits wissen, ist gerade die Kombination mehrerer Risiko-faktoren besonders gesundheits-gefährdend. Durch die vielfältigen Auswirkungen der fischreichen Ernährung lässt sich aber das Risi-ko einer Herz-Kreislauf-Erkran-kung besonders deutlich senken. Allerdings sind diese positiven Auswirkungen einer Ernährung mit hohem Omega-3-Fettsäureanteil nicht von heute auf morgen zu erwarten.

Wie bei den anderen Vorschlägen in diesem Buch geht es auch hier um eine langfristige Umstellung der Le-bensgewohnheiten, nicht um ein Wundermittel, das Sie über Nacht sämtlicher Sorgen entledigt. Die positven Ef-fekte der Omega-3-Fettsäuren setzen langsam ein, sind mäßg ausgeprägt und halten lange an. Ob Sie davon pro-fitieren können, wird also entscheidend von Ihrer kon-sequenten Lebensumstellung abhängen.

Wie Sie inzwischen aber gesehen haben, bedeutet Le-bensumstellung nicht den Verzicht auf jeglichen Genuss oder das Verbot aller Freuden. Im Gegenteil, gerade die Umstellung auf eine gesundheitsbewusstere Ernährung ist durchaus der Gaumen- und Lebensfreude zuträglich.

Funktionelle Lebensmittel

Auch in der Lebensmittelindustrie hat sich die Erkenntnis durchgesetzt, dass sich der moderne Verbaucher nicht nur schmackhaft, sondern auch gesund ernähren möchte. „Functional Food", funktionelle Lebensmittel, heißt der Trend, mit dem in den USA schon jetzt Milliarden verdient werden. Lebensmittelhersteller und Pharmafirmen arbeiten Hand in Hand bei dem Versuch, die alltägliche Nahrung mit gesundheitsschützenden oder heilungsfördernden Substanzen anzureichern. Das einfachste und wohl verbreitetste Beispiel dafür ist jodiertes Speisesalz, mit dem sich ein für die Schilddrüse gefährlicher Jodmangel vermeiden lässt. Aber über das Jod hinaus gibt es noch eine ganze Reihe mehr oder weniger gesichert wirksamer Zusätze, die sich in Lebensmitteln unterbringen lassen:

Ein neuer Trend aus den USA und was ihn kennzeichnet.

- Carotinoide beispielsweise sind pflanzliche Farbstoffe, denen zellschützende Eigenschaften zugeschrieben werden. Studien zufolge sollen manche von ihnen das Risiko für Krebs- und Herz-Kreislauf-Erkrankungen deutlich senken. Sie finden sich natürlicherweise in Karotten, Tomaten und grünem Blattgemüse.
- Das Coenzym Q10 hat möglicherweise günstigen Einfluss auf die Blutfettwerte und ist in Sojabohnen, Spinat und Sardinen vorhanden.
- Flavonoide oder Polyphenole, ebenfalls pflanzliche Farbstoffe, sollen wie die Carotinoide das Risiko einer Herz-Kreislauf-Erkrankung senken. Sie sind in verschiedenen Obst- und Gemüsesorten enthalten.
- Saponine sind Bitterstoffe in Sojabohnen und Hülsenfrüchten. Sie haben wahrscheinlich eine cholesterinsenkende Wirkung und reduzieren das Darmkrebsrisiko.

Gesundheitsschützende und heilungsfördernde Substanzen, die in natürlicher Beschaffenheit ihre Wirksamkeit entfalten können. Ob sie es in diesem Umfang als Lebensmittelzusätze auch tun, ist nur bedingt gesichert.

Auch Vitamin E trägt dazu bei, das Risiko von Herz-Kreislauf-Erkrankungen zu senken.

- Auch dem Vitamin E, das besonders in Pflanzenölen, Margarine, Nüssen und Vollkornprodukten zu finden ist, wird ein günstiger Einfluss auf das Risiko von Herz-Kreislauf-Erkrankungen beigemessen.

Zehntausende solcher Substanzen sind heute bekannt, und mehrere Tausende davon nehmen wir im Rahmen einer ganz normalen Ernährung täglich zu uns. Über den Einfluss, den sie auf unseren Stoffwechsel und unsere Körperfunktionen haben, weiss man zu einem großen Teil noch sehr wenig. Zudem schwanken die Mengen, die bei einer abwechslungsreichen Ernährung aufgenommen werden, ganz erheblich. Für den Verbaucher ist die „Functional Food"-Welle auf den ersten Blick mit einem erheblichen Vorteil verbunden: Statt sich mühselig durch wissenschaftliche Tabellen zu den Stoffkonzentrationen in verschiedenen Nahrungsmitteln zu quälen und den Einkaufszettel mit akademischer Hilfe zusammenzustellen, kann sich jeder Mensch gezielt mit bestimmten Stoffen versorgen.

Der Gesetzgeber hinkt der aktuellen Entwicklung hinterher, bisher ist man sich noch nicht einmal darüber einig geworden, was überhaupt zur Gruppe der funktionellen Nahrungsmittel zählen soll. Wenn Sie sich also kritisch mit den angebotenen Zusatzstoffen auseinandersetzen wollen, sollten Sie in der Presse auf die Erkenntnisse unabhängiger Forschung achten und gegebenenfalls mit Ihrem Arzt über den Nutzen und die Wirkung bestimmter Stoffe sprechen.

Aber, um zur Mittelmeerdiät zurückzukehren, auch ohne technisch veränderte Nahrungsmittel wird es Ihnen gelingen, durch veränderte Essgewohnheiten einen großen Beitrag zur eigenen Gesundheitsfürsorge zu leisten. Es wäre sicher kurzsichtig, die ge-

UNSER TIPP

Aber ein gesundes Misstrauen ist auch in Bezug auf Functional Food angebracht. Die funktionellen Nahrungsmittel sind ein Markt, auf dem schon jetzt viel Geld verdient wird, und die Zukunftsaussichten sind mit blühenden Geschäften verbunden. Wie auf jedem anderen Markt gilt auch hier, bildlich gesprochen: Der Marktstand, an dem der Verkäufer am lautesten schreit, hat nicht unbedingt die besten Bananen zu bieten. Und noch ist der Verbaucher mehr oder weniger auf sich selbst gestellt, wenn es darum geht, seriöse Gesundheitsnahrung von schnellen Geschäftemachern zu unterscheiden.

Abbildung Seite 135: Grüne Bohnen mit Artischocken, dazu Polenta oder Reis als Beilagen. Ein Fitness-Gericht, das außerdem sehr lecker schmeckt.

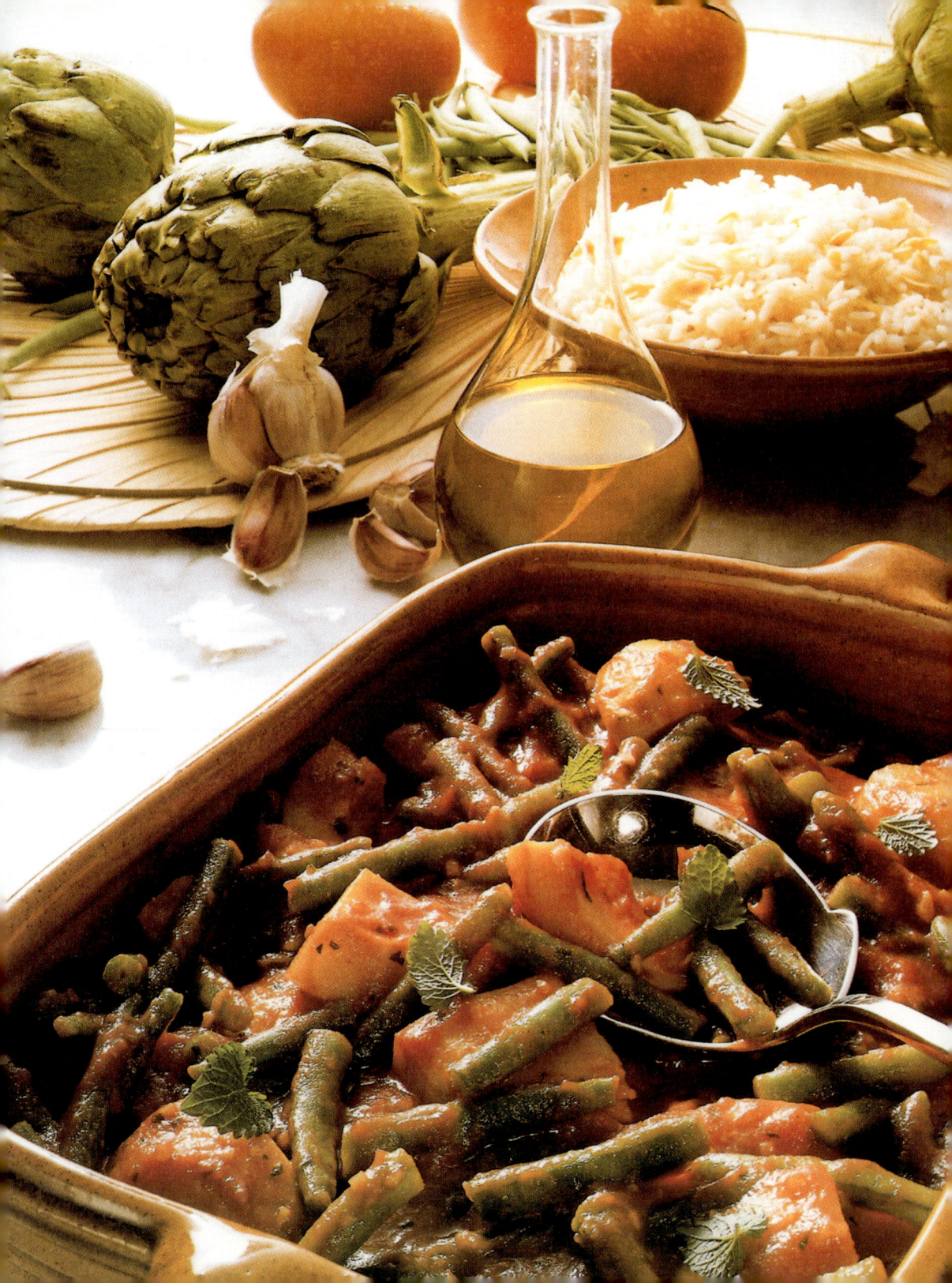

Gelassenheit und weniger Stress, der schadet, tragen ebenfalls sehr dazu bei, die Risiken von Herz-Kreislauf-Erkrankungen zu senken.

ringeren Herzinfarktrisiken für die Bewohner der Mittelmeerländer allein auf einzelne Nahrungsbestandteile zu reduzieren. Die gelassenere Lebensweise, klimatische Einflüsse, weniger Stress und stärkere körperliche Aktivität tragen sicher auch dazu bei, dass die Südeuropäer wesentlich seltener an Herz-Kreislauf-Erkrankungen leiden als wir. Doch das ändert nichts an der Tatsache, dass der Speiseplan am Mittelmeer erhebliche Gesundheitsvorteile mit sich bringt und gleichzeitig äußerst schmackhaft ist. Auch wenn Sie jetzt noch etwas skeptisch sind, ob Sie an dieser Ihnen noch fremden Küche Gefallen finden können – geben Sie sich einen Ruck und probieren Sie einmal etwas Neues aus. Sie werden sehen, dass diese Kulturen ein breites Angebot an schmackhaften Speisen bereithalten, die sich allmählich auch in Ihrer Küche einen Platz erstreiten werden. Dieser Weg ist gesünder, genussvoller und erfolgversprechender als jede Wunderdiät.

Mehr als alle so genannten Wunderdiäten ist eine vielseitige und ausgewogene Ernährung wie die Mittelmeer-Küche bietet, der Gesundheit dienlich.

Mit der Umstellung der Ernährung ist die letzte Kurskorrektur des Ozeandampfers eingeleitet. Halten Sie sich im Gedächtnis, dass ein so großes Schiff nicht von jetzt auf gleich in eine andere Richtung fährt. Lassen Sie Ihrem Körper die Zeit, die er braucht, um die Richtungsänderung umzusetzen. Und freuen Sie sich darüber, dass der Eisberg zwar langsam, aber stetig aus ihrem Blickfeld entschwindet. Wir wünschen Ihnen auf dem Weg zu einer besseren Gesundheit und mehr Lebensfreude eine gute Reise!

Serviceteil

Wenn der schlimmste Fall eintritt

Wir hoffen natürlich, dass Sie nie in die Situation kommen, den Notarzt wegen eines akuten Herzinfarkts oder Schlaganfalls benachrichtigen zu müssen. Aber es ist wichtig, dass Sie genau wissen, was im Fall eines Falles zu tun ist:

1. Verständigen Sie sofort den Notarzt (Notruf 112 oder örtliche Notrufnummer). Nennen Sie Ihren Namen und die genaue Anschrift. Sorgen Sie dafür, dass die eintreffenden Rettungskräfte Ihr Haus oder Ihre Wohnung rasch finden. Schalten Sie die Hausbeleuchtung ein und bitten Sie Nachbarn um Hilfe.
2. Legen Sie den Patienten mit erhöhtem Oberkörper auf das Bett oder Sofa.
3. Öffnen Sie oder entfernen Sie Kleidungsstücke, die die Atmung zusätzlich einengen (Hemdkragen öffnen, Krawatte entfernen, BH öffnen).
4. Wenn der Patient bereits wegen einer Herz-Kreislauf-Erkrankung in Behandlung war, verabreichen Sie das eventuell schon verschriebene Nitro-Spray bzw. Nitro-Kapseln.
5. Geben Sie dem Betroffenen eine Tablette Aspirin (500 mg) bzw. ASS-Ratiopharm oder ein entsprechendes Präparat.
6. Wenn sich die Beschwerden durch die Medikamentengabe bessern, ist das kein Grund, den Notarzt nicht zu rufen!

Sollten Sie einen Familienangehörigen mit einer Herzerkrankung haben, ist es sinnvoll, einen Kurs für Wiederbelebungsmaßnahmen zu besuchen. Im Notfall können Sie dadurch entscheidende Hilfe leisten.

Denken Sie daran, dass bei Herzinfarkt und Schlaganfall das rasche Einsetzen der medizinischen Versorgung ganz entscheidend für die Erfolgsaussichten ist. Eine falsche Tapferkeit oder Leidensbereitschaft ist hier völlig fehl am Platz und kann fatale Folgen haben.

Zögern Sie also beim Auftreten verdächtiger Symptome nicht, sofort ärztliche Hilfe zu suchen. Das gilt auch für Angehörige. Ihr Leben kann davon abhängen!

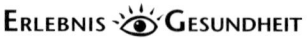
Glossar

A

Adipositas

Fettsucht oder Fettleibigkeit, die behandlungsbedürftig ist. Meist wird die Adipositas dadurch verursacht, dass mit der Nahrung ständig mehr Kalorien zugeführt als durch körperliche Aktivität verbraucht werden. Es gibt aber auch Stoffwechselstörungen, die zu Adipositas führen. Sie ist ein erheblicher Risikofaktor für Herz-Kreislauf-Erkrankungen und oft mit einem erhöhten Blutdruck verknüpft.

Adrenalin

Hormon, das in der Nebenniere gebildet und bei Bedarf ins Blut ausgeschüttet wird. Dies ist insbesondere in Stresssituationen der Fall. Durch das ausgeschüttete Adrenalin wird der Herzschlag beschleunigt, der Blutdruck steigt, die Atemfrequenz nimmt zu und der Blutzuckerspiegel wird erhöht. Der Körper wird dadurch in einen Zustand erhöhter Alarmbereitschaft versetzt. Tiere werden durch diese Reaktion in Belastungssituationen in die Lage versetzt, mit maximaler Leistungsfähigkeit zu kämpfen oder zu fliehen. Die durch das Stresshormon Adrenalin zur Verfügung gestellte Zusatzenergie ist danach verbraucht und der Körper kehrt in den Ruhezustand zurück. Beim Menschen wird dagegen der Stress, oder besser die Stressreaktion, meist nicht mehr körperlich abgebaut.

Aerobe Fitness

oder aerobe Leistungsfähigkeit bezeichnet in der Sportmedizin die Fähigkeit, die für körperliche Anstrengungen benötigte Energie durch die Verbrennung von Kohlenhydraten und Fetten unter Ausnutzung von Sauerstoff bereitzustellen. Eine gute aerobe Fitness ist mit einer guten Ausdauerleistungsfähigkeit kombiniert.

Akut

In der Medizin Begriff für plötzlich auftretende, schnell und heftig verlaufende Krankheitsgeschehnisse (z. B. akuter Herzinfarkt), Gegenteil von chronisch (siehe dort).

Alkaloide

Stickstoffhaltige Substanzen, meist pflanzlicher Herkunft. Einige werden als Arzneimittel verwendet (z. B. Codein, Chinin), andere sind giftig (z. B. Nikotin).

Allergen

Substanz, die eine allergische Reaktion auslöst, wie Pollen oder Hausstaub.

Aminosäuren

Die Bausteine aller Eiweiße. Es gibt insgesamt 20 Aminosäuren, die meisten davon kann der Körper selbst herstellen. Die wenigen Aminosäuren, die nicht im Körper produziert werden können und deshalb mit der Nahrung zugeführt werden müssen, werden als essenzielle Aminosäuren bezeichnet. Im Verdauungsprozess werden die Nahrungseiweiße in ihre Aminosäurenbausteine zerlegt, mit dem Blut zu ihrem Bestimmungsort transportiert und erneut zu Eiweiß zusammengesetzt.

Anaphylaktischer Schock
Lebensbedrohliche allergische Reaktion. Die rasch anschwellenden Schleimhäute führen zu Atemnot bis zur Erstickungsgefahr. Ohne umgehende ärztliche Hilfe kann sich ein tödliches Herz-Kreislauf-Versagen entwickeln.

Angina pectoris
Folgeerscheinung der koronaren Herzkrankheit (siehe dort): Durch verengte Herzkranzgefäße wird der Herzmuskel nicht mehr ausreichend mit Sauerstoff und Nährstoffen versorgt. Die Folge sind plötzlich einsetzende, Sekunden bis Minuten anhaltende Schmerzen in der Brust, in den Schultern oder im linken Arm, manchmal auch im Hals oder Unterkiefer. Statt als Schmerz wird die Angina pectoris auch häufig als Brustenge erlebt. Für Laien ist die Angina pectoris, besonders beim erstmaligen Auftreten, nur schwer von einem Herzinfarkt zu unterscheiden. Daher sollte in jedem Fall ein Arzt hinzugezogen werden.

Antioxidantien
Nährstoffe, die im Körper die gefährlichen Freien Radikale (siehe dort) abfangen und vor ihren gesundheitsschädlichen Auswirkungen schützen. Zu ihnen zählen unter anderem die Vitamine A, C, E und B_1, Carotinoide, Zink, Mangan, Selen und auch Alkohol. Als Zielgrößen für die tägliche Zufuhr antioxidativ wirksamer Vitamine gelten heute: Vitamin E 15–30 mg/Tag, Vitamin C 75–150 mg/Tag, Betacarotin 2–4 mg/Tag. Bei Menschen, die unter einer erhöhten Belastung durch Freie Radikale stehen, wie zum Beispiel Raucher, wird auch eine höhere Zufuhr an Antioxidantien empfohlen. Wegen fehlender Langzeitstudien sollten aber die folgenden Dosierungen über einen längeren Zeitraum nicht ohne ärztliche Anweisung überschritten werden: Vitamin E 400 mg, Vitamin C 1000 mg, Betacarotin 10 mg.

Arteriosklerose
oder Arterienverkalkung ist die häufigste Erkrankung der Arterien, der Blutgefäße, die das Blut vom Herz in den Körper leiten. In ihrem chronischen Verlauf führt sie zu entzündlichen Veränderungen in den Wänden der Blutgefäße. Die Gefäßwände verhärten sich, verlieren ihre Elastizität und werden durch Ablagerungen verengt. Eine Reihe von Faktoren sind an der Verursachung der Arteriosklerose beteiligt: fettreiche Ernährung, Rauchen, Zuckerkrankheit, Fettstoffwechselstörungen, Übergewicht, Bluthochdruck, rheumatische Erkrankungen, Bewegungsmangel und höheres Lebensalter. Die gefährlichsten Folgen der Arteriosklerose sind Herzinfarkt, Schlaganfall und die periphere arterielle Verschlusskrankheit (siehe dort).

Ausdauerleistungsfähigkeit
Bezeichnet in der Sportmedizin die Eigenschaft, eine definierte körperliche Anstrengung (z. B. auf dem Fahrradergometer, aber auch beim Joggen und bei anderen Ausdauersportarten) ohne muskuläre Ermüdung durchzuhalten.

Azetylsalizylsäure (ASS)
Unter dem Markennamen „Aspirin" bekannt gewordener Wirkstoff mit schmerzstillenden, fiebersenkenden und entzündungshemmenden Eigenschaften. Gleichzeitig beeinflusst ASS die Blutgerinnung, indem es das Verklumpen der Blutplättchen (Thrombozyten) hemmt. ASS wird deshalb zur Vorbeugung und Behandlung von Blutgefäßverschlüssen und deren Folgen, wie Herzinfarkt und Schlaganfall, verwendet.

B

Ballondilatation
Mechanisches Verfahren zur Öffnung verengter Herzkranzarterien. Dabei wird ein sehr dünner Schlauch in die erkrankten Gefäße geschoben, an dessen Spitze sich ein aufblasbarer Ring befindet. Dieser Ballon wird an der betroffenen Stelle aufgeblasen und ermöglicht so wieder einen ungehinderten Blutfluss.

Betacarotin
Gelber Farbstoff in Nahrungsmitteln wie Möhren, Aprikosen und Mangos. Betacarotin zählt zur Gruppe der Antioxidantien (siehe dort), die im Körper die gefährlichen Freien Radikale

(siehe dort) abfangen. Bei Bedarf kann Betacarotin im Körper in Vitamin A umgewandelt werden.

Bioflavonoide
Chemische Stoffgruppe, die in Früchten (z. B. Zitronen, Pflaumen, Grapefruits, Kirschen, Brombeeren, schwarzen Johannisbeeren), Buchweizen, schwarzem Tee und Kohl enthalten sind. Bioflavonoide zählen zur Gruppe der Antioxidantien (siehe dort), die im Körper die gefährlichen Freien Radikale abfangen.

Biologische Verfügbarkeit
Maß für die Nutzbarkeit bestimmter Nahrungsbestandteile für den Körper in Abhängigkeit vom Nahrungsmittel. Eine hohe biologische Verfügbarkeit bedeutet dabei, dass der Körper die Nährstoffe leicht aus der Nahrung herauslösen und für den Stoffwechsel nutzen kann. So ist z. B. das Eisen aus Fleisch biologisch besser verfügbar als das aus Gemüse.

B-Komplex
Gruppe der B-Vitamine. Sie sind chemisch nicht miteinander verwandt, kommen aber oft in denselben Nahrungsmitteln vor, wie z. B. in der Milch, Getreideprodukten oder Innereien. Außerdem sind ihre Funktionen im Körper eng miteinander verknüpft. Zum B-Komplex gehören die Vitamine B_1 (Thiamin), B_2 (Riboflavin), Pantothensäure, Vitamin B_6 (Pyridoxin), Niacin, Biotin, Folsäure und Vitamin B_{12}.

Blutzucker

Glukosegehalt des Blutes. Die mit der Nahrung aufgenommenen Kohlenhydrate werden im Verdauungstrakt aufgenommen und verarbeitet, ein Hauptvertreter der dabei entstehenden Stoffe ist Glukose (= Traubenzucker). Bereitstellung und Verarbeitung der Glukose als Energielieferant und Energiespeicher im Körper werden durch einen komplizierten Stoffwechselmechanismus ermöglicht, wobei Glukosebereitstellung und Glukosespeicherung fein aufeinander abgestimmt sind. Praktisch überall, wo im Körper Energie benötigt wird, ist der Zuckerstoffwechsel beteiligt. Störungen in diesem Zuckerstoffwechsel, wie bei der Zuckerkrankheit oder Diabetes, können zu starken Schwankungen im Blutzuckerspiegel führen. Eine lange andauernde Erhöhung des Blutzuckerspiegels ist ein Risikofaktor für die Entstehung von Herz-Kreislauf-Erkrankungen und kann zu Arteriosklerose sowie Durchblutungsstörungen führen. Besonders gefährlich ist die Kombination von erhöhten Blutzucker- und Cholesterinwerten. Bei Diabetikern sind die schädlichen LDL-Cholesterinkügelchen (siehe LDL-Cholesterin) besonders klein und dadurch in der Lage, zwischen den Zellen der Blutgefäßwände zu gesundheitsgefährdenden Cholesterinablagerungen zu führen.

Body-Mass-Index (BMI)

Körpermassen-Index. Der BMI löste den herkömmlichen Broca-Index (siehe dort) ab. Er er-

rechnet sich nach der Formel Gewicht in Kilogramm geteilt durch das Quadrat der Körpergröße in Meter. Die Normalwerte betragen für Frauen 20 bis 24, für Männer 20 bis 25. Ein Übergewicht besteht bei einem BMI über 25, Adipositas bei einem BMI über 30.

Brennwert

oder Energieäquivalent bezeichnet den Energiegehalt der unterschiedlichen Nahrungsbestandteile. Je höher der Brennwert, desto größer ist die Energiemenge, die der Körper aus der Verwertung des Nahrungsbestandteils ziehen kann. Üblicherweise wird der Brennwert in Kalorien pro Gramm Nährstoff angegeben. Dieser Wert liegt für Kohlenhydrate und Eiweiße bei 4 kcal/g, für Fette bei 9 kcal/g. Kcal ist die Abkürzung für „Kilokalorien", in der Umgangssprache spricht man nur von „Kalorien".

Broca-Index

Herkömmliche Formel zur Bestimmung und Beurteilung des Körpergewichts: Körpergewicht in Kilogramm geteilt durch Körpergröße in cm minus 100. Als Normalgewicht gilt ein Broca-Index von 1,0, z. B. bei einem Gewicht von 75 kg und einer Größe von 175 cm. Inzwischen gebräuchlicher ist der Body-Mass-Index BMI .

C

Carotinoide

Gelbe und rote Farbstoffe in Pflanzen. Eines der Carotinoide ist Betacarotin, das zu den Antioxidantien (siehe dort) zählt. Andere Carotinoide sollen ähnlich günstige Eigenschaften haben.

Cholesterin

Ist ein lebenswichtiger Bestandteil aller Zellen sowie ein Baustein für bestimmte Hormone (die sogenannten „Steroidhormone" wie Geschlechtshormone und Adrenalin). Das im Körper befindliche Cholesterin entstammt zwei Quellen: Zum einen wird es mit der Nahrung über tierische Lebensmittel aufgenommen, zum anderen produziert der Körper selbst Cholesterin. Eine langfristig erhöhte Zufuhr oder Produktion von Cholesterin führt über erhöhte Blutcholesterinwerte (sogenannte Hypercholesterinämie, siehe auch dort) zu Ablagerungen in den Wänden der Blutgefäße und Arteriosklerose. Entscheidend für das Arteriosklerose-Risiko ist aber nicht das gesamte Blutcholesterin, sondern das Verhältnis zwischen LDL- und HDL-Cholesterin, den unterschiedlichen „Verpackungsformen" des Cholesterins. Cholesterin wird nämlich im Blut in Kügelchen aus verschiedenen Stoffen transportiert, die sich durch ihre Größe unterscheiden. Die kleinen LDL-Cholesterinkügelchen haben die Eigenschaft, bei einer erhöhten Konzentration im Blut zu gefährlichen Cholesterinablagerungen an den Blutgefäßwänden zu führen, den so genannten „Plaques". Um das Risiko einer Herz-Kreislauf-Erkrankung möglichst gering zu halten, ist also ein sehr niedriger LDL-Cholesterinwert anzustreben. Der Anteil an HDL-Cholesterinkügelchen sollte dagegen möglichst hoch sein, weil sie die Aufgabe haben, das Cholesterin an die gewünschten Orte im Körper zu transportieren, und gewissermaßen einen „schützenden" Effekt für die Blutgefäße haben.

Cholesterinsynthese
Fähigkeit des Körpers, Cholesterin in Zellen und Organen wie Leber und Darm selbst herzustellen. Das produzierte Cholesterin wird über HDL- und LDL-Kügelchen (siehe dort) in den Körper transportiert und über die Gallensäure ausgeschieden. Beim gesunden Menschen befinden sich die Produktion und Ausscheidung von Cholesterin im Gleichgewicht.

Chronisch
Eine sich langsam entwickelnde und langsam verlaufende Krankheit. Gegenteil von akut.

D

Diuretikum
Arzneimittel zur Förderung der Harnproduktion und der Wasserausscheidung aus dem Körper (umgangssprachlich: „Entwässerungstabletten"). Bei Erkrankungen des Herzens mit einer verminderten Herzleistung kommt es häufig zu Wassereinlagerungen in Körpergewebe oder Lunge, die mit Hilfe der Diuretika abgebaut werden. Aber auch das Koffein in Kaffee und schwarzem Tee wirkt diuretisch, ebenso wie Inhaltsstoffe von Petersilie, Sellerie und Spargel.

DNS

Desoxyribonukleinsäure, Träger des Erbgutes im Kern der Zellen. Dafür ist auch die Bezeichnung DNA (Acid = Säure) gebräuchlich.

E

Einfach ungesättigte Fettsäuren

Besonders in Olivenöl und Avocados vorkommende Fettsäuren (siehe dort), die „guten Fettsäuren", weil sie einen schützenden Einfluss auf die Blutgefäße haben.

Eisen

Eisen aus tierischen Quellen (Fleisch) ist für den Körper besser nutzbar als pflanzliche Eisenquellen. Die Eisenaufnahme aus pflanzlicher Nahrung kann jedoch durch die gleichzeitige Einnahme von Vitamin C verbessert werden.

Elektrolyte

Wasserlösliche Verbindungen, die in Ionen, elektrisch geladene Teile, zerfallen. Zu ihnen zählen die verschiedenen Salze. Sie sind im Körper für die Aufrechterhaltung von Zellfunktionen und Flüssigkeitshaushalt zuständig. Das Elektrolyt-Gleichgewicht im Körper ist ein sehr fein abgestimmtes System, das einen gleichbleibenden pH-Wert (der „Säuregehalt" einer Flüssigkeit) und Wassergehalt im menschlichen Organismus garantiert. Zu den Elektrolyten gehören Natrium, Kalium, Kalzium, Magnesium, Chlorid und Bicarbonat.

Empfohlene Tagesmenge

Richtwert für die täglich dem Körper zuzuführende Menge bestimmter Stoffe. Die empfohlene Tagesmenge und der prozentual enthaltene Anteil wird häufig auf dem Etikett von Nahrungsmitteln angegeben. Die angegebenen Mengen beziehen sich allerdings auf den Durchschnittserwachsenen und sind deshalb nur grobe Richtwerte für eine gesunde Ernährung. Individuelle Unterschiede im Nährstoffbedarf, die z. B. von Alter, Geschlecht oder Beruf abhängen, sind im Rahmen dieser Empfehlungen nicht berücksichtigt.

Endorphine

Schmerzstillende, beruhigende oder berauschende Substanzen, die im Gehirn gebildet werden und die in ihrer Wirkung den Opiumderivaten, zu denen z. B. Morphin zählt, ähneln. Sie werden vom Körper bei starkem Stress oder übermäßiger Anstrengung wie z. B. einem längeren Dauerlauf freigesetzt.

Endothel

Innerste Zellschicht von Herz und Blutgefäßen, die diese wie eine Tapete auskleidet. Wird die Endothelschicht durch Risikofaktoren wie Nikotin, Bluthochdruck oder zu hohes LDL-Cholesterin beschädigt und in seiner Funktion gestört, verändern sich die Blutfließeigenschaften und die Blutgerinnung.Durch diese Veränderungen wird die Entstehung von Arteriosklerose begünstigt.

Energieäquivalent

oder Brennwert (siehe dort). Maß für den Energiegehalt der Nahrungsbestandteile. Er wird üblicherweise in Kalorien pro Gramm Nährstoff angegeben.

Energiebedarf

Der Energiebedarf ist abhängig von Alter, Größe, Geschlecht sowie körperlicher und geistiger Aktivität. So braucht z. B. ein 16-jähriger Junge rund 3000 kcal pro Tag, während eine mäßig aktive erwachsene Frau nur einen Energiebedarf von etwa 2000 kcal hat. Der Energiebedarf pro Tag ist also höchst unterschiedlich.

Energieumsatz

Die Verwertung der mit der Nahrung zugeführten Energie und deren Nutzung im Stoffwechsel der Körperzellen. Der Energieumsatz wird in Kalorien angegeben und setzt sich aus Grundumsatz (der Energie, die der Körper im Ruhezustand verbraucht; siehe dort) und den zusätzlichen Energieausgaben des Körpers wie beispielsweise bei körperlichen oder geistigen Anstrengungen, bei Kälte, Schwitzen oder Fieber zusammen. Je länger oder anstrengender die körperliche oder geistige Arbeit ist, desto höher ist auch der Energieumsatz. Wenn Sie mit der Nahrung mehr Kalorien zuführen, als Sie durch den gesamten Energieumsatz verbrauchen, wird der Überschuss im Körper gesteigert und führt über einen längeren Zeitraum zu Übergewicht.

Enzyme

Körpereigene Eiweißstoffe, die bestimmte Stoffwechselreaktionen beschleunigen, ohne selbst dabei verbraucht zu werden. Enzyme haben einen genau festgelegten Einsatzort und Funktion im Körper. So kann ein Enzym zur Eiweißverdauung z. B. nicht in der Kohlenhydratverdauung aktiv werden.

Ernährungsstatus

Die in Protokollen festgehaltene Erfassung der täglichen Nahrungszufuhr in Kalorien pro Tag. Angestrebt wird, je nach Schwere der Arbeit und Grad der Freizeitaktivitäten, ein Ernährungsstatus von 2000 Kilokalorien pro Tag bei Frauen bzw. 2400 Kilokalorien bei Männern. Der Ernährungsstatus wird von Körpergewicht und Größe beeinflusst. Wenn Sie in Ihrem Ernährungsstatus dem Körper mehr Kalorien zuführen, als Sie durch körperliche und geistige Aktivitäten verbrauchen (siehe auch Energieumsatz), führt das zu einer Erhöhung des Body-Mass-Index (siehe dort) und einer Zunahme des Körperfettanteils.

Essenzielle Fettsäuren

Gruppe der mehrfach ungesättigten Fettsäuren, die der Körper nicht selbst herstellen kann und die deshalb mit der Nahrung zugeführt werden müssen. Zu ihnen gehören im wesentlichen die Omega-6-Fettsäuren (in Pflanzenölen wie Sonnenblumenöl) und die Omega-3-Fettsäuren (in Leinöl, Walnüssen und Fisch).

F

Fettsäuren

Bestandteile der mit der Nahrung aufgenommenen und im Körper gespeicherten und transportierten Fette. Sie werden nach ihrer Herkunft (tierische und pflanzliche), nach ihrer Molekülgröße (kurz-, mittel- und langkettige) und ihrem chemischen Aufbau (gesättigte, einfach oder mehrfach ungesättigte) unterschieden. Fettsäuren sind ein lebenswichtiger Bestandteil der Körperzellen und Zellwände. Für die Gesundheit und Funktionsfähigkeit der Blutgefäße ist besonders das Verhältnis von ungesättigten zu gesättigten Fettsäuren in der Nahrung zu beachten. Gesättigte Fettsäuren aus tierischen Fetten und Fleischprodukten erhöhen den Cholesterinspiegel im Blut. Einfach ungesättigte Fettsäuren (z. B. in Olivenöl) und mehrfach ungesättigte Fettsäuren (z. B. in Keimölen und Fischprodukten) haben dagegen einen schützenden Effekt vor Arteriosklerose, Bluthochdruck und Altersdiabetes. Das Verhältnis zwischen gesättigten und ungesättigten Fettsäuren wird als PS-Quotient (P für englisch poly-unsaturated = mehrfach ungesättigt, S für englisch saturated = gesättigt) bezeichnet (siehe dort). Wünschenswert ist ein PS-Quotient von 1 oder mehr, d. h. ein möglichst hoher Anteil an ungesättigten Fettsäuren in der Nahrung.

Folsäure

Vitamin des B-Komplexes, das bei der Bildung von DNS und roter und weißer Blutkörperchen sowie bei der Aufspaltung und Verwertung von Eiweiß benötigt wird.

Freie Radikale

Atome oder Molekülbruchstücke, die ein freies Elektron besitzen. Sie reagieren extrem schnell mit anderen Stoffen und sind deshalb nur schwer nachzuweisen. Nachweisbar sind aber die Folgen ihrer Einmischung in den Stoffwechsel und die Schäden, die sie dort verursachen. Sie entstehen in körpereigenen Prozessen wie beim Sauerstoff-Umsatz und bei Entzündungen. Äußere Einflüsse wie Strahlung (Sonne, Höhenstrahlung, UV-Licht), Rauchen, Ozon, Insektenbekämpfungsmittel und bestimmte Arzneimittel führen ebenfalls zur Entstehung von Freien Radikalen. Sie werden durch Antioxidantien (siehe dort) im Körper abgefangen und unschädlich gemacht. Wichtig ist deshalb eine ausreichende Zufuhr dieser antioxidativen Stoffe (wie z. B. bestimmte Vitamine) mit der Nahrung.

G

Gesättigte Fettsäuren

Häufigste Fettform in Fleisch und Milchprodukten. Ein hoher Anteil gesättigter Fettsäuren in der Nahrung begünstigt die Entstehung von Arteriosklerose und Herz-Kreislauf-Erkrankungen.

Glukagon

In der Bauchspeicheldrüse gebildetes Hormon, das Zuckerreserven im Körper mobilisiert und

den Blutzucker ansteigen lässt. „Gegenspieler"
des Insulin.

Glykogen

Speicherform der Glukose (siehe dort) im Körper. Bei erhöhtem Energiebedarf werden die
Glykogenreserven rasch ins Blut abgegeben
und lassen den Blutzuckerspiegel ansteigen.

Glukose

Einfachzucker (Traubenzucker), der als direk-
ter Energielieferant im Körper genutzt wird. Nur
wenige Nahrungsmittel enthalten reine Glukose.
Der Körper erhält die benötigte Menge durch
die Aufspaltung von Stärke und Tafelzucker bei
der Verdauung. Der Glukosespiegel im Blut,
der Blutzuckerspiegel, wird durch die Hormone Insulin (siehe dort) und Glukagon (siehe
dort) geregelt.

Grundumsatz

Verwertung und Umsatz körpereigener Energie im Nüchtern- und Ruhezustand. Er wird in
Kalorien angegeben und hängt von Alter, Geschlecht und Körpergewicht ab. Der Energieverbrauch durch körperliche und geistige Aktivitäten ist im Grundumsatz nicht enthalten.

H

Hämoglobin

Roter Blutfarbstoff, der für den Transport des
Sauerstoffs aus der Lunge in den Körper zuständig ist.

Hämorheologie

Wissenschaft, die sich mit den Fließeigenschaften des Blutes beschäftigt. Störungen der
Fließeigenschaften und der Blutgerinnung be-
günstigen die Entstehung der Arteriosklerose.

Hämostaseologie

Wissenschaft, die sich mit den Gerinnungs-
eigenschaften und Messmethoden des Blutes
beschäftigt. Normalerweise stehen die Blutgerinnung und die Auflösung von Blutgerinnseln
im Körper in einem fein ausgewogenen Gleichgewicht. Störungen der Blutgerinnung mit
einer verstärkten Bildung von Blutgerinnseln
können über eine Verlangsamung des Blut-
stromes und Gefäßverschlüsse Mitauslöser eines Herzinfarkts oder Schlaganfalls sein.

HDL-Cholesterin

(HDL, Abkürzung aus dem Englischen für
High Density Lipoproteine = Fett-Eiweiß-Verbindung hoher Dichte). Verpackungsform des
wasserunlöslichen Cholesterins für den Transport im Körper. Die HDL-Cholesterinkügelchen sind im Vergleich zum LDL-Cholesterin
(siehe dort) größer und führen deshalb nicht
zu den beim LDL-Cholesterin gefürchteten Ablagerungen in den Wänden der Blutgefäße. Ein
erhöhtes HDL-Cholesterin gilt als Schutzfaktor, ein abgesenktes HDL-Cholesterin als Risikofaktor für die Entstehung von Arteriosklerose,
Herzinfarkt und Schlaganfall.

Hormone
Chemische Botenstoffe, die über den Blutkreislauf oder im Gewebe die Funktionen von Organen und Körperzellen steuern.

Hypercholesterinämie
Medizinischer Fachbegriff für die Erhöhung des Gesamtcholesterins im Blut. Die Hypercholesterinämie ist meist mit einem erhöhten LDL-Cholesterin verbunden und ist einer der wichtigsten Risikofaktoren bei der Entstehung von Arteriosklerose, Herzinfarkt und Schlaganfall. Neben einer falschen Ernährung, fehlender körperlicher Aktivität und Übergewicht kann auch eine erbliche Belastung zu Hypercholesterinämie führen.

Hypertonie
Erhöhter Blutdruck. Von Hypertonie spricht man, wenn der obere, systolische Blutdruckwert dauerhaft über 160 mm Hg (Höhe der Quecksilbersäule) und der untere, diastolische Wert über 95 mm Hg liegt. Ein erhöhter Blutdruck ist häufig die Folge einer Verkalkung der Blutgefäßwand. Das Blutgefäß verliert dadurch seine Elastizität, und das Herz muss mit erhöhtem Arbeitsaufwand und höherem Druck den Blutfluss aufrechterhalten. Es besteht die Gefahr, dass die verkalkten Gefäße an schwachen Stellen dem erhöhten Druck nicht standhalten können. Die Gefäßwand bricht, es kommt zu einem Schlaganfall mit Hirnblutung.

I

Insulin
In der Bauchspeicheldrüse gebildetes Hormon, das für die Regulierung des Blutzuckerspiegels zuständig ist. Insulin bewirkt eine Senkung des Blutzuckerspiegels und die Speicherung von überflüssigem Zucker im Körper. Beim Diabetes mellitus, der häufigsten Form der Zuckerkrankheit, bildet die Bauchspeicheldrüse nicht ausreichend Insulin, sodass der Blutzuckerspiegel nach der Nahrungsaufnahme ungebremst ansteigt und schwerwiegende körperliche Folgeschäden verursacht. Zuckerkrankheit ist ein großer Risikofaktor für die Entstehung von Herz-Kreislauf-Erkrankungen. Sehr gefährlich ist eine Kombination von Zuckerkrankheit und erhöhtem Cholesterinspiegel.

Insulinresistenz
Minderung oder Verlust der Insulinwirkung. Als Folge wird zunächst in der Bauchspeicheldrüse vermehrt Insulin produziert und in das Blut ausgeschüttet. Durch die andauernde Überproduktion lässt die Bauchspeicheldrüse allerdings langsam in ihrer Funktion nach. Die Insulinresistenz ist die Ursache für die Entstehung des Altersdiabetes und das damit einhergehende Übergewicht.

J

Joule
Grundeinheit für den Brennwert von Nahrungsmitteln und den Energieumsatz des Kör-

pers. Daneben immer noch gebräuchlich ist die Angabe in Kalorien, wobei eine Kalorie 4,2 Joule entspricht.

K

Kardiorespiratorische Fitness

Bezeichnung für die Leistungsfähigkeit des Herz-Kreislauf-Systems. Sie wird beeinflusst durch die Herzgröße, die Anpassungsfähigkeit der Herzfrequenz (Puls) und die Fähigkeit der Muskulatur, unter Belastung Sauerstoff aufzunehmen und energieliefernde Zucker und Fette zu verbrennen.

Kardiovaskulär

Das Herz-Kreislauf-System betreffend, z.B. kardiovaskuläre Risikofaktoren: Risikofaktoren für die Gesundheit des Herz-Kreislauf-Systems.

Koenzyme

Chemische Stoffe, die zusammen mit Enzymen Stoffwechselprozesse beschleunigen. Koenzyme können Vitamine sein oder enthalten. Koenzym A beispielsweise, das im Kohlenhydrat- und Fettstoffwechsel eine Rolle spielt, enthält Pantothensäure aus der Vitamin-B_2-Gruppe.

Komplexe Kohlenhydrate oder Polysaccharide

Sammelbegriff für Stärke und Ballaststoffe. Sie unterscheiden sich von den Einfach- und Zweifach-Zuckern durch ihren komplexen Aufbau:

Die einzelnen Moleküle bestehen aus sehr viel mehr Zuckerbausteinen.

Koronare Herzkrankheit

Verengung eines oder mehrerer Herzkranzgefäße, medizinisch als Koronararterien bezeichnet, die den Herzmuskel mit Sauerstoff und Nährstoffen versorgen. Ist ein solches Herzkranzgefäß verengt oder verstopft, wird ein Teil des Herzmuskels nicht mehr richtig durchblutet, und es kommt zu den typischen Angina-Pectoris-Beschwerden (siehe dort). Geht die Minderdurchblutung so weit, dass Herzmuskelzellen absterben, spricht man vom Herzinfarkt.

L

Laktose

Milchzucker, der aus Glukose und Galaktose (Zucker z.B. in der Hefe) besteht und im Dünndarm aufgespalten wird.

LDL-Cholesterin

(Abk. aus dem Englischen für Low Density Lipoproteine = Fett-Eiweiß-Verbindung niedriger Dichte). Verpackungsform des wasserunlöslichen Cholesterins für den Transport im Blutstrom. Im Gegensatz zum HDL-Cholesterin (siehe dort) sind die LDL-Cholesterinkügelchen sehr klein und die Ursache für die Ablagerung von Cholesterin in den Wänden der Blutgefäße. Eine Erhöhung des schädlichen LDL-Cholesterins, besonders bei gleichzeitiger Verminderung des HDL-Cholesterins, ist einer der Hauptrisikofaktoren für die Entstehung von Arteriosklerose, Herzinfarkt und Schlaganfall.

Lipidprofil
Lipide sind Fette, das Lipidprofil bezeichnet das Verhältnis der unterschiedlichen Cholesterin-Verpackungsformen im Blut (siehe LDL- und HDL-Cholesterin). Das Lipidprofil wird meist ausgedrückt als Verhältnis zwischen Gesamtcholesterin zu HDL-Cholesterin oder LDL-Cholesterin zu HDL-Cholesterin. Ein niedriges Verhältnis, also ein niedriger Anteil an LDL-Cholesterin bei einem gleichzeitig hohen Anteil an HDL-Cholesterin, gilt als Schutzfaktor gegen Erkrankungen des Herz-Kreislauf-Systems, während ein hohes Verhältnis ein Risikofaktor für die Entstehung von Arteriosklerose, Herzinfarkt und Schlaganfall ist.

Lipoproteine
Fett-Eiweiß-Verbindungen, die für den Transport der wasserunlöslichen Fettbestandteile im Blut zuständig sind. Nach Größe der Verbindungen wird zwischen Transportkügelchen hoher (HDL, High Density Lipoproteine), niedriger (LDL, Low Density Lipoproteine) und sehr niedriger Dichte (VLDL, Very Low Density Lipoproteine) unterschieden.

Lösliche Pflanzenstoffe
Rohfasern, die im Darm durch Bakterien in kleinere Bestandteile zerlegt werden. Sie tragen zu einer Senkung des Cholesterinspiegels und dadurch zu einer Verminderung des Herzinfarktrisikos bei. Sie wirken als Ballaststoffe und finden sich hauptsächlich in Obst, ebenso in grünem Gemüse sowie in Hülsenfrüchten und Getreideprodukten.

Lyse
Wörtlich Auflösung. Bei der Behandlung von Herzinfarkten versteht man unter Lyse ein Verfahren, bei dem blutgerinnselauflösende Enzyme, meist mit Hilfe eines Herzkatheters, in die verstopften Herzkranzarterien gebracht werden.

M

Makronährstoffe
Nahrungsbestandteile, die der Körper in relativ großer Menge benötigt (Eiweiße, Kohlenhydrate, Fette).

Mehrfach ungesättigte Fettsäuren
Besonders in Pflanzenölen (Distelöl, Sonnenblumenöl), Nüssen und fettreichen Kaltwasserfischen vorhandene Fette. Eine richtige, gesunde Ernährung, bei der der Fettanteil hauptsächlich aus mehrfach ungesättigten Fettsäuren besteht, senkt das Risiko für eine Herz-Kreislauf-Erkrankung.

Morbidität
Medizinischer Begriff für die Häufigkeit einer bestimmten Erkrankung in der Bevölkerung.

Mortalität

Medizinischer Begriff für die Häufigkeit von Todesfällen in der Bevölkerung. Dabei wird häufig nach den Ursachen der Todesfälle unterschieden, z. B. Herz-Kreislauf-Mortalität, Infarkt-Mortalität oder Schlaganfall-Mortalität. Die Mortalität bei chronischen Erkrankungen wird mit bestimmten Risiko-Faktoren (wie im Fall der Herz-Kreislauf-Erkrankungen z. B. Rauchen, Bluthochdruck, Fettstoffwechselstörungen und erhöhte Cholesterinwerte, Übergewicht und Zuckerkrankheit) in einen ursächlichen Zusammenhang gebracht.

N

Nährstoffe

Sammelbegriff für die mit der Nahrung aufgenommenen Einzelstoffe. Nährstoffe werden unterteilt in Makro-Nährstoffe (Eiweiß, Kohlenhydrate, Fette), Mikro-Nährstoffe (Mineralstoffe, Spurenelemente, Vitamine) und sekundäre Nährstoffe (sekundäre Pflanzenstoffe, Ballaststoffe). Eine ausgewogene und vollwertige Ernährung sichert die ausreichende Zufuhr aller Makro-, Mikro- und sekundären Nährstoffe.

Neutralfette

Begriff für die im Blut transportierten Triglyzeride (siehe dort).

Noradrenalin

Mit dem Adrenalin (siehe dort) verwandtes Stresshormon.

O

Oekotrophologie

Fachbegriff für Ernährungswissenschaft.

Omega-3- und Omega-6-Fettsäuren

Essenzielle Fettsäuren, (siehe dort), die einen positiven Einfluss auf das Risiko einer Herz-Kreislauf-Erkrankung haben.

P

Plasma

Flüssigkeit, die mehr als die Hälfte des Blutes ausmacht. Im Plasma wird eine ganze Reihe von Stoffen, wie Proteine, Hormone und Antikörper, durch den Körper transportiert.

Prävention

Vorbeugung. Im medizinischen Sinn Vermeidung von beeinflussbaren Risikofaktoren mit dem Ziel, die Entstehung einer Erkrankung zu verhindern. Bezogen auf Herz-Kreislauf-Erkrankungen bedeutet dies z. B. Senkung des LDL-Cholesterins, Raucherentwöhnung, Abbau von Übergewicht und Bewegungsmangel usw.

PS-Quotient

Verhältnis zwischen mehrfach ungesättigten (englisch P für poly-unsaturated = mehrfach ungesättigt) und gesättigten (englisch S für saturated = gesättigt) Fettsäuren (siehe dort) in der zugeführten Nahrung. Der PS-Quotient ist damit ein Maß für die Lebensmittelauswahl (tierische im Verhältnis zu pflanzlichen Lebensmitteln) und die Fettsäure-Qualität. Wünschenswert ist ein PS-Quotient von 1,0 oder höher, im Durchschnitt der Bevölkerung liegt er allerdings nur bei 0,2 bis 0,4.

R

Risikoprofil

Summe der persönlichen Risikofaktoren (wie z. B. Rauchen, Übergewicht, Bluthochdruck, Cholesterinerhöhung). Die Kombination mehrerer Risikofaktoren erhöht das Risiko für die Entstehung von Arteriosklerose, Herzinfarkt und Schlaganfall ganz beträchtlich. Vorhandene Risikofaktoren führen zwar nicht immer zur Entwicklung einer Herz-Kreislauf-Erkrankung, aber sie erhöhen die Wahrscheinlichkeit, dass eine solche Erkrankung auftritt. Verschiedene Risikofaktoren können aufeinander einwirken und sich gegenseitig verstärken.

S

Spurenelemente

Mineralstoffe, die der Körper in winzigen Mengen benötigt. Zu den Spurenelementen gehören u. a. Jod, Eisen Zink, Selen und Mangan.

Stärke

Komplexes Kohlenhydrat, das aus Glukosebausteinen aufgebaut ist. Stärke ist die wichtigste Energie- und Kohlenhydratquelle der menschlichen Ernährung. Besonders stärkehaltig sind Getreideprodukte, Nudeln, Reis und Kartoffeln.

Stoffwechsel oder Metabolismus

Alle chemischen und physikalischen Prozesse, die im Körper stattfinden, um ihn funktionstüchtig und am Leben zu erhalten. Grundsätzlich werden zwei Arten von Stoffwechselprozessen unterschieden: zum einen die Aufspaltung komplexer Stoffe in einfache Bestandteile, um Energie zu gewinnen (Katabolismus), zum anderen der Aufbau komplexer Stoffe aus einfachen Bestandteilen zur Energiespeicherung und Zellwachstum (Anabolismus).

Synthese

Zusammenbau einfacher Bauteile zu komplexeren Stoffen. Bei der Eiweißsynthese beispielsweise werden aus Aminosäuren komplexe Eiweißmoleküle zusammengesetzt.

T

Tagesenergieumsatz

Er setzt sich aus dem Grundumsatz (siehe dort) und den zusätzlichen Energieausgaben für körperliche und geistige Aktivität und den Einfluss zusätzlicher Faktoren (Kälte, Schwitzen, Fieber) zusammen.

Thrombozyten

Blutplättchen, die einen Teil des Blutgerinnungssystems bilden. Sie verklumpen an Wundrändern und verschließen so entstandene Schäden.

Transfettsäuren

Fette, die natürlicherweise in Fleisch und Milchprodukten vorkommen, aber auch bei der Herstellung gehärteter Pflanzenfette entstehen. Sie sind vor allem in gehärteter Margarine vorhanden und geben begründeten Anlass zu der Vermutung, in größeren Mengen das Risiko einer Herz-Kreislauf-Erkrankung zu erhöhen.

Triglyzeride
Speicherform der Fette im Körper und Transportform im Blut. Körperliche Bewegung lässt den Triglyzeridspiegel im Blut sinken, während er nach Alkoholkonsum meist ansteigt.

V

Verschlusskrankheit, periphere arterielle
Im Volksmund auch „Schaufensterkrankheit" genannt. Als Folge der Arteriosklerose werden Füße und Beine nicht mehr ausreichend durchblutet. Die Muskeln leiden unter Sauerstoffmangel, besonders wenn sie beansprucht werden, und die daraus folgenden Stoffwechselstörungen führen zu Schmerzen, Zellschäden oder sogar Zelluntergang.
Der Name „Schaufensterkrankheit" beschreibt die Folgen dieser Erkrankung: Die Patienten können nur noch kurze Wegstrecken, meist weniger als 100 Meter, gehen, bevor sie durch die entstehenden krampfhaften Schmerzen zum Stehenbleiben gezwungen werden. Wenn der Sauerstoffbedarf der Beinmuskulatur zurückgeht, lassen auch die Schmerzen nach. Beim Weitergehen steigt der Sauerstoffbedarf erneut an, die Schmerzen setzen wieder ein,

und der Patient muss wieder stehen bleiben. Typischerweise bewegt sich ein Patient, der unter der Verschlusskrankheit leidet, also stückweise von Schaufenster zu Schaufenster, betrachtet diese so lange, bis seine Schmerzen nachlassen, und geht dann ein kurzes Stück bis zum nächsten Schaufenster.
Im Endstadium der Erkrankung ist die Durchblutung so stark verringert, dass auch in Ruhe nicht genügend Sauerstoff in die Muskeln gelangt. Das Gewebe beginnt abzusterben, das Bein muss amputiert werden.

W

Waist-Hip-Ratio (WHR)
Zu deutsch: Taillen-Hüft-Verhältnis, bezeichnet das Verhältnis zwischen Taillen- und Hüftumfang. Ein erhöhter WHR (bei Männern über 0,8; bei Frauen über 1,0) gilt als Risikofaktor für die Entstehung von Arteriosklerose und Herz-Kreislauf-Erkrankungen.

Z

Zuckerkrankheit
Sammelbegriff für Erkrankungen des blutzuckerregulierenden Systems. Dabei kann die Insulinausschüttung aus der Bauchspeicheldrüse vermindert (Diabetes mellitus) oder das ausgeschüttete Insulin in seiner Wirkung beeinträchtigt (Altersdiabetes) sein. Zuckerkrankheit ist – besonders in Kombination mit erhöhten Cholesterinwerten – mit einem erhöhten Risiko für Herz-Kreislauf-Erkrankungen verbunden.

Nützliche Adressen

Bundesarbeitsgemeinschaft für Verbraucher-
fragen im Gesundheitswesen e. V.
Raiffeisenstraße 30
56291 Pfalzfeld

Beratungsgruppe für Ernährung,
Umwelt und Sport e.V.
Gartenstraße 8
86570 Inchenhofen

Bundeszentrale
für gesundheitliche Aufklärung
Ostmerheimer Straße 220
51109 Köln

Deutsche Adipositas-Gesellschaft
Blumenweg 1
89294 Oberroth

Deutsche Gesellschaft zur Bekämpfung
von Fettstoffwechselstörungen
und ihren Folgeerkrankungen
DGGF (Lipid-Liga)
Waldklausenweg 20
81377 München

Deutsche Gesellschaft für Ernährung e. V.
(DGE)
Godesberger Allee 18
53175 Bonn
Tel. 0228-3776600

Deutsche Herzstiftung e.V.
Vogtstraße 50
60322 Frankfurt am Main

Deutscher Sportärztebund (Deutsche Gesellschaft für Sportmedizin e. V.)
Bergheimer Straße 118
69115 Heidelberg

Deutscher Verband für Gesundheitssport und
Sporttherapie e. V.
Wiener Weg 1 a
50858 Köln

Deutsches Zentrum für Altersfragen
Manfred-von-Richthofen-Straße 2
12101 Berlin

Gesellschaft für Ernährungsphysiologie
Eschborner Landstraße 22
60489 Frankfurt am Main

Stiftung deutsche Schlaganfall-Hilfe
Postfach 104
Carl-Bertelsmann-Straße 256
33311 Gütersloh

UGB Verband für unabhängige
Gesundheitsberatung e. V.
Keplerstraße 1
35390 Gießen

Literaturhinweise

Becker, H.-O. und Schenten, D.: Sich selbst und andere bewegen, Offenbach 1995

Berg, A. und Pabst, F.: Rund um die Gesundheit, Frankfurt a.M.1998

Bloss, H. A.: Topfit durch Bewegung, München 1993

Bös, K.: Schlank, fit und gesund durch Walking, München 1995

Bresser, H.: Jung – für immer, Stuttgart 2001

Carper, J.: Nahrung ist die beste Medizin, Düsseldorf 1997

Corazza, V. u. a. (Hrsg.): Kursbuch Gesundheit, Köln ³1997

DGE – Deutsche Gesellschaft für Ernährung e.V.: Empfehlungen für die Nährstoffzufuhr, Frankfurt a.M. 2000

DGE: Ich nehme ab, Frankfurt a.M. 1995

DGE: Vollwertig essen und trinken nach den 10 Regeln der DGE, Frankfurt a.M. 1995

DGE: Alternative Ernährungsformen, Frankfurt a. M. 1993

DGE: Ernährungs-Baustein-Tabelle, Frankfurt a. M. 1997

Elmadfa, I. und Leitzmann, C.: Ernährung des Menschen, Stuttgart 1988

Hamm, M.: Fitness-Ernährung, Reinbek 1996

Hamm, M.: Schlank und gesund ohne Diät, München 1997

Harrach, S. und Heseker, H.: Das persönliche Gesundheitsmanagement – Risiken erkennen, Krankheiten vermeiden, Hamburg 1996

Heseker, B. und Heseker, H.: Die aktuelle Lebensmitteltabelle bei Übergewicht, Frankfurt a.M. 1996

Hoffmann, A., Markus, M., Scharnagl, H.: 50 + topfit, Weil der Stadt 1996

Katalyse e.V.: Das Ernährungsbuch, Köln 1989

Keul, J. und Hamm, M.: Die richtige Fitness-Ernährung, Heidelberg 1998

Münzig-Ruef, I.: Kursbuch für gesunde Ernährung, München 1995

Oberbeil, K.: Fit durch gesunde Ernährung, München 1994

Pahlow, M.: Gesunde Gewürze, Stuttgart 2000

Pauling, L.: Das Vitamin-Programm, München 1992

Pudel, V.: und Müller, M. J. (Hrsg.): Leitfaden der Ernährungsmedizin, Heidelberg 1998

Sauer, M.: Das neue Fitness-Buch, Köln 1991

Sauer, M. und Schuhn, J.: bodyfeeling. Toll in Form, Köln 1997

Schettler, G.: Der Mensch ist so jung wie seine Gefäße, München 1984

Schroeder, E.-V.: Kinder, lasst die Pfunde purzeln, Stuttgart 1999

Schroth, R.: Die echte Schroth-Kur, Niedernhausen 1991

Schultze-Friese, W. und Messing, N.: Geistig jung bleiben bis ins hohe Alter, Bad Schönborn 1993

Singer, P.: Fisch gegen Herzinfarkt, Frankfurt a.M. 1997

Steffny, H. und Pramann, U.: Perfektes Lauftraining, München 1998

Stiftung Warentest: Ratgeber Gesundheit, Berlin 1993

Verbraucher-Zentrale: Gewicht im Griff, 1993

Wirths, W.: Kleine Nährwert-Tabelle, Frankfurt a.M. 1997

Die Deutsche Herzstiftung und die Stiftung Deutsche Schlanganfallhilfe bieten eine Reihe von Broschüren und Informationsmaterial zu allen Themen rund um Herzinfarkt und Schlaganfall (die Anschriften befinden sich im Adressteil).

Register

Die Deutsche Bibliothek –
CIP-Einheitsaufnahme
Wollschläger, Helmut:
Aktiv gegen Herzinfarkt und Schlaganfall :
gesünder leben und Spaß dabei haben / Helmut
Wollschläger ; Jörg Ruch. – Stuttgart ; Leipzig :
Hirzel, 2001
(Erlebnis Gesundheit)
ISBN 3-7776-1066-6

Hinweise

Das vorliegende Buch ist sorgfältig erarbeitet
worden. Dennoch erfolgen alle Angaben ohne
Gewähr. Weder Autor noch Verlag können für
eventuelle Nachteile oder Schäden, die aus den
im Buch gemachten praktischen Hinweisen
resultieren, eine Haftung übernehmen.

Ein Markenzeichen kann warenrechtlich geschützt
sein, auch wenn ein Hinweis auf etwa bestehende
Schutzrechte fehlt.

Impressum
© 2001 S. Hirzel Verlag
Birkenwaldstraße 44
70191 Stuttgart
Printed in Germany

Konzeption, Koordination und Redaktion:
AMS Autoren- und Medienservice, Reute
Umschlaggestaltung: Nils Hoffmann,
Visuelle Kommunikation, Mögglingen
Layout/Satz: AMS/Rudolf Kempf
Repro: EBV-Studio, Freiburg i. Br.
Druck: Stürtz, Würzburg

Bildnachweis
Christian Aigner Seiten 47, 57, 58, 88, 98, 99
Allover (Stirn) Seite 50
Hans-Jürgen Becker Seite 17
Boehringer Ingelheim (Nilsson) Seite 10
Deutsche Herzstiftung Seite 19
Mathias Dietze Seite 11
Edith Gerlach Seiten 119, 135
Judith Henry Seite 69
Karin Hill Seite 17
Christoph Bühler Seite 101
Mauritius (Rossenbach) Seite 127
Pressestelle Universität Freiburg i. Br. Seite 41
Maik Scharfscheer Seite 4
Herbert Steffny Seite 68
Tony Stone Seite 117
Carl Warner Seiten 103, 122, 123, 129
Bernd Wohlgemuth Seiten 110, 111
Helmut Wollschläger Seiten 13, 14,
　　35 (nach Netter)